ENDOMETRIOSE

DIE VERKANNTE FRAUENKRANKHEIT!?

- Endometriose ist eine Frauenkrankheit, die in jedem Alter nach der ersten Regelblutung auftreten kann!

- Wissenschaftlich exakte Daten über die detaillierten biochemischen und psychologischen Abläufe und Zusammenhänge der Erkrankung sind relativ dürftig vorhanden.

- Die Ursachen, die zur Endometriose führen, sind noch unbekannt, und wie sie entsteht, ist nur teilweise geklärt.

- Umfangreich untersucht wurde, wie eine Endometriose fortschreitet und Krankheitssymptome hervorruft.

- Die Erkrankung, die das Zellgewebe der Organe der Bauchhöhle - aber auch anderer Organe - befallen kann, verursacht nicht vorhersehbare Beschwerden unterschiedlichster Qualität.

- Endometriose spielt sich dabei nicht nur im biologischen, sondern auch im sozialen Leben von Frauen ab. Denn eine Frau, die längere Zeit an chronischen Schmerzen leidet, verändert sich.

- Im Umgang mit Endometriose ist eine ganzheitliche Sicht notwendig, die die Lebensqualität und nicht nur das „Funktionieren" berücksichtigt.

- Durch mehr Wissen und Kompetenz können Frauen lernen, mit einer chronischen Endometriose gut zu leben und sich eine optimale Behandlung zu sichern.

ENDOMETRIOSE

DIE VERKANNTE FRAUENKRANKHEIT!?

Diagnostik und Therapie aus
ganzheitsmedizinischer Sicht

Herausgegeben von
Prof. Dr. Jörg Keckstein

DIAMETRIC Verlag

Die Deutsche Bibliothek – CIP-Einheitsaufnahme

Ein Titeldatensatz für diese Publikation ist bei
DER DEUTSCHEN BIBLIOTHEK erhältlich.

ENDOMETRIOSE – Die verkannte Frauenkrankheit!?
Herausgegeben von Keckstein, Jörg
Landeskrankenhaus Villach
Nikolaigasse 43, A-9500 Villach
Fon: ++43 (0) 4242/208-2336, Fax: ++43 (0) /4242/208-2307
e-mail: gyn-abteilung@ckh-vil.or.at
ISBN 3-9805677-2-9
DIAMETRIC Verlag, 1998
3. Auflage 2002

© DIAMETRIC Verlag J. A. Wilke, Würzburg
Titelgestaltung: Grafix Helma Diehm AGD, Würzburg
Zeichnungen: Keckstein, Jörg; Villach
Bildbearbeitung: Luise Hoyer, Meg van Lier; Essen
Druck: Steinmeier Druckerei & Verlag, Nördlingen

Inhaltsverzeichnis

Vorwort

Die Endometriose ist eine Erscheinung, die einerseits für die betroffene Frau ohne jegliche Bedeutung sein kann, andererseits aber eine extrem belastende Erkrankung mit weitreichenden Folgen für das körperliche und seelische Befinden darstellen kann. Entsprechend weit gespannt sind die Erkenntnisse über die Ätiologie (Entstehungsmechanismus) und die therapeutischen Möglichkeiten. Obwohl eine der häufigsten gutartigen gynäkologischen Erkrankungen, ist das Wissen über die Endometriose sowohl bei Betroffenen wie auch nicht selten bei den medizinisch Tätigen unzureichend.

Unterschiedliche Ausprägungen sowie Verlaufsformen der Endometriose aber auch individuelle Bedürfnisse der Betroffenen – je nach Lebensgeschichte und Lebenssituation – machen eine individuelle Behandlungsstrategie nötig.

Deshalb wird in diesem Buch ein Überblick über die derzeitig wichtigsten Erkenntnisse der Erkrankung gegeben und ausführlich auf die verschiedensten Therapiekonzepte eingegangen. Ziel ist es dabei, diese Verfahren nicht als konkurrierende, sondern als einander ergänzende Methoden darzustellen, um den Betroffenen und den Interessierten eine größtmögliche Information und Hilfe geben zu können.

Die endgültige Entscheidung über die Wahl einer speziellen Methode kann nur in Absprache mit Expertinnen und Experten geschehen.

Hierbei möchte ich insbesondere Frau Petra Mück, die als erste l995 in Augsburg einen ganzheitlichen Kongreß von Betroffenen organisiert hat, für ihren Einsatz und die Anregungen für dieses Buch danken.

Jörg Keckstein

I. Wesen und Entstehung – Symptome und Diagnostik der Endometriose

1. Endometriose - Eine rätselhafte Erkrankung

Die Endometriose ist eine rätselhafte Erkrankung, deren Entwicklung und Fortschreiten nur unvollständig geklärt sind und deren Ursache unbekannt ist. Man schätzt, daß etwa 7 bis 15% der weiblichen Bevölkerung während der Phase der Geschlechtsreife eine Endometriose haben. Offensichtlich hat aber nur in der Hälfte aller Fälle die Endometriose auch echten Krankheitswert, was bedeutet, daß die Endometriose nur bei ca. 50% der betroffenen Frauen aktiv ist, Beschwerden verursacht, fortschreitet und Organe und Organfunktionen zerstört. In anderen Fällen ist sie offensichtlich nur ein bedeutungsloser Zufallsbefund, der vom körpereigenen Abwehrsystem inaktiviert wurde. Neuere Untersuchungen über die Beziehungen von Endometriose und ungewollter Kinderlosigkeit, spontanen Fehlgeburten, Störungen der Hormonproduktion der Eierstöcke, insbesondere in der zweiten Zyklushälfte, entzündliche Reaktionen im kleinen Becken und immunologische Veränderungen führten dazu, daß zumindest Detailbereiche dieser Erkrankung besser verstanden werden.

Primär hängt die Entwicklung einer Endometriose von den vor Ort herrschenden Bedingungen im kleinen Becken ab. Durch Störung dieses sogenannten lokalen Milieus können Zellen veranlaßt werden, unordentlich zu wachsen, sich unkontrolliert zu verändern, und dadurch gesunde Strukturen zu schädigen, wie histologische (feingewebliche) und elektronenmikroskopische Untersuchungen zeigten. Entscheidend für das Fortschreiten der Erkrankung ist die kontinuierliche Ausdehnung zunächst kleinster Absiedelungen von endometrialem Gewebe, wodurch zunehmend die Organe des kleinen Beckens und auch des Bauchraumes befallen werden. Auch eine nicht gleichmäßig fortschreitende Ausbreitung über Lymphwege und Blutgefäße ist möglich, wenn Endometriosegewebe durch diese Kanalsysteme - ähnlich wie Tochtergeschwülste bei Krebserkrankungen - an weiter entfernt liegende Organe verschleppt wird.

Das Wachstum von Endometrioseherden, die von Frau zu Frau individuell unterschiedliche Ausbreitungsgeschwindigkeit und auch mehr oder weniger spontan ausgeprägte Rückbildungsvorgänge haben, werden entscheidend von den Hormonen der Eierstöcke beeinflußt. Daneben sind lokale Ernährungsbedingungen, wie die Versorgung mit Blutgefäßen, entzündliche Begleitreaktion, bindegewebige Vernarbungen und Abkapselungen, Verschlechterung der Blutversorgung und immunologische Prozesse von bestimmter Bedeutung. Der Wachstumstyp des Endometrioseherdes, Ausprägungs- und Entwicklungsgrad sowie der Gehalt an Hormonrezeptoren der Endometriosezellen sind die Hauptfaktoren, die den individuellen Verlauf dieser Erkrankung beeinflussen. Diese Charakteristika bestimmen auch die individuellen Chancen des Erfolges der jeweiligen Behandlung.

Vergleichende Untersuchungen haben gezeigt, daß zwischen der Schleimhaut in der Gebärmutter (Endometrium) und der versprengt außerhalb der Gebärmutter entwickelten Schleimhaut (Endometriose) erhebliche Unterschiede in der mikroskopischen Struktur, im Ausprägungs- und Entwicklungsgrad sowie dem Gehalt an Hormonrezeptoren bestehen. Daraus läßt sich ableiten, daß die Entwicklung, das Wachstum und auch die Rückbildungsvorgänge einer Endometriose nicht nur einfach von der hormonellen Stimulation abhängen, sondern hauptsächlich vom Ausprägungs- und Reifegrad der Zelle bestimmt werden. Damit sind die zyklisch nachweisbaren Veränderungen an Endometrioseherden, die durch die zyklische Hormonproduktion der Eierstöcke hervorgerufen werden, nur ein Neben-Phänomen. Die Hormone spielen damit nur eine sekundäre Rolle. Wenn diese Hypothese korrekt ist, kann nur die vollständige Beseitigung des hormonellen Einflusses eine Endometriose heilen.

2. Entstehung der Endometriose

Als Endometriose bezeichnet man gebärmutterschleimhautähnliche Drüsenstrukturen einschließlich des zellreichen umgebenden Stützgewebes (zytogenes Stroma), das an unnatürlichen, d.h. außerhalb der Gebärmutterhöhle gelegenen Stellen vorkommt. Sie ist eine der häufigsten gynäkologischen Erkrankungen und kann sich in jedem Alter nach der ersten Regelblutung bilden. Um die unterschiedlichen Beschwerdekomplexe und die verschiedenen Effekte der Behandlungsprinzipien zu verstehen, ist es wichtig, sich klarzumachen, daß wissenschaftlich exakte Daten über die detaillierten biochemischen und physiologischen Abläufe dieser Erkrankung relativ dürftig sind. Welche Ursachen zur Endometriose führen, ist unbekannt. Wie eine Endometriose entsteht, ist nur teilweise geklärt. Wie eine Endometriose fortschreitet und Krankheitssymptome hervorruft, ist umfangreich untersucht worden. Warum aber manche Frauen trotz Vorliegen einer Endometriose keinerlei Beschwerden haben, ist ebenfalls unklar.

Transplantation

Die populärste und z. Zt. am weitesten akzeptierte Theorie, wie Endometriose entsteht, ist die Erklärung von Sampson[1]. Er postulierte, daß lebensfähige Gebärmutterschleimhaut während der Periodenblutung rückwärts durch die Eileiter in das kleine Becken transportiert würde. Günstige Ernährungsbedingungen im Bereich des Bauchfells des kleinen Beckens führten zur Einnistung dieser Zellfragmente und damit zur Entstehung einer Endometriose. Klinische und experimentelle Untersuchungen sichern einige sehr wichtige Aspekte, die dieses Konzept unterstützen:
1. Lebensfähige endometriale Drüsen und endometriales Stroma finden sich im abgestoßenen Menstruationssekret (nachgewiesen durch Gewebekulturen)[2].
2. Endometriumzellen sind fähig, sich am Bauchfell festzusetzen und dort zu wachsen (nachgewiesen bei Tieren und beim Menschen)[3].
3. Der Einfluß der vom Eierstock gebildeten Hormone muß das Wachstum dieser Absiedelungen (Implantate) fördern. Für die beiden wesentlichen Hormone der Eierstöcke - Östrogene und Gelbkörperhormone - wurde dies nachgewiesen[4].
4. Endometriumfragmente müssen durch die Eileiter in die Bauchhöhle gelangen. Basierend auf neueren Beobachtungen scheint der rückwärtige Menstruationsfluß durch die Eileiter (retrograde Menstruation) ein natürliches Phänomen zu sein[5].
Schließlich wird diese Theorie durch die im Becken und wechselseitig zur Lage der Gebärmutter verteilten Endometrioseabsiedelungen unterstützt, wie neuere Untersuchungen nachweisen[6].
Das Konzept der „retrograden Menstruation" und „Transplantation" erklärt jedoch nicht das Vorkommen von Endometrioseherden außerhalb des Bauchraumes. Mikroskopische Studi-

en konnten zeigen, daß eine nicht gleichmäßig fortschreitende
Aussaat der Endometriose durch Lymphwege und Blutgefäße als
„gutartige Metastasen" möglich ist[7]. Einzelfallberichte über Endometriose bei Frauen, die nie eine Periodenblutung gehabt haben oder wo durch eine Entwicklungsstörung die Gebärmutter
selbst nicht angelegt ist, wohl aber die Eierstöcke und Eileiter
(Mayer-Rokitansky-Küster-Syndrom), sind ebenfalls nicht durch
die Sampson'sche Theorie zu erklären. Der Transplantationstheo-
rie widerspricht auch einer bei Männern entwickelten Endometriose, denen aufgrund einer Krebserkrankung Prostata und Ho-
den entfernt wurden und die eine langdauernde Östrogenbe-
handlung erhalten haben.

Metaplasie

Die zweite wichtige Gruppe der Erklärungen ist die Entstehung einer Endometriose durch Metaplasie. Hierunter versteht
man die Entwicklung und Ausprägung von Zellen zu speziellen
Gewebestrukturen, die auf den komplexen und vollständigen Informationen, die der Chromosomensatz jeder Zelle enthält, ba-
sieren. Diese Möglichkeit der Entstehung einer Endometriose
wurde zuerst von Meyer postuliert. Durch unterschiedliche Faktoren (z.B. infektiöse Einflüsse, hormonelle Ungleichgewichte oder
immunologische Störungen) wird das Coelomkeimblatt (Gewebeschlauch aus dem sich die inneren Organe entwickeln) wiederholt
gestört und gereizt. Diese Störungen und Reizungen können metaplastische Veränderungen verursachen, die die entwicklungs-
fähigen Coelomzellen in endometriales Gewebe umformen. Basierend auf umfangreichen mikroskopischen Untersuchungen fa-
vorisierte Novak[8] dieses Konzept. Aber er glaubte, daß hormonelle Einflüsse der aktivierende Faktor sind. Um die klinische Viel-
falt durch ein einheitliches Konzept erklären zu können, wurde
eine Kombination aus diesen beiden Haupttheoriegruppen vor-
geschlagen. Die wahre Ursache für die Entstehung einer Endometriose bleibt aber bis heute unbekannt.

Immunologie

Während der letzten Jahre wurden zunehmend tierexperimentelle und klinische Untersuchungen publiziert, die einen Zusammenhang zwischen Endometriose und Störungen des Im-

munsystems vermuten lassen[9]. Sowohl bei Rhesusaffen als auch bei Patientinnen mit deutlicher Endometriose wurden Veränderungen der Immunreaktion, die durch Abwehrzellen vermittelt werden, als auch Veränderungen der Abwehrreaktion durch Eiweißstoffe beschrieben[10]. Andererseits finden sich auch Hinweise, daß durch eine Endometriose die Bildung von Antikörpern unspezifisch ausgelöst wird. Bisher sind diese Daten noch lückenhaft und bedürfen systematischer Untersuchungen.

Folgende hypothetische Zusammenhänge werden diskutiert: Da durch retrograde Menstruation die natürlicherweise abgestoßenen Endometriumgewebeteile in das kleine Becken gelangen, müssen diese durch körpereigene Abwehrvorgänge beseitigt werden. Das Immunsystem und vor allem die Makrophagen - spezielle weiße Blutkörperchen mit Freßeigenschaften, die andere Zellen zerstören - kontrollieren diesen Prozeß. Bei einem speziellen Defekt der Immunabwehr gegenüber den Zellen des eigenen Endometriums führt diese Störung der normalen Abwehrvorgänge dazu, daß die Endometriumfragmente im kleinen Becken überleben und sich diese Zellen in das Bauchfell einnisten, wodurch eine Endometriose entsteht.

Das Ausmaß des Immundefektes kann qualitativ und quantitativ unterschiedlich sein. Dadurch lassen sich ein unterschiedliches Manifestationsalter, eine unterschiedliche Fortschreitung und der Schweregrad sowie die unterschiedliche klinische Bedeutung der Endometriose erklären. Ferner paßt die Häufigkeit innerhalb einer Familie und das erhöhte Erkrankungsrisiko bei Verwandten 1. Grades in das Bild einer genetisch bedingten Störung der immunologischen Abwehrvorgänge. Die Einpflanzung von Endometriumgewebe könnte auch dadurch bedingt sein, daß durch zu häufige oder zu starke Menstruation das eigentlich zuständige Abwehrsystem überfordert ist, ohne daß eine Störung des örtlichen Abwehrsystems im kleinen Becken vorliegt. Die erhöhte Antikörperproduktion, wie sie bei fortgeschrittener Endometriose nachweisbar ist, wäre demnach eine sekundäre Antwort des Abwehrsystems auf das Wachstum der Endometrioseabsiedelung. Indem der Organismus erkennt, daß krankhafte Gewebestrukturen im kleinen Becken wachsen, wird er zur Bildung von Abwehrstoffen veranlaßt.

Unabhängig davon, ob als hauptsächliche Entstehungsursache bei der Entwicklung einer Endometriose vor Ort die Metaplasie oder aber die Transplantation anzusehen ist, spielen auf alle Fälle genetische, hormonelle, immunologische und mechanische Faktoren eine gewisse Rolle bei der Manifestation und Aus-

dehnung der Erkrankung. Nachdem primär die erste Endometrioseabsiedelung entstanden ist, kommt es zu einer ungleichmäßigen Aussaat im kleinen Becken und u.U. in der gesamten
Peritonealhöhle (Bauchhöhle). Zusätzlich wachsen die Absiedelungen kontinuierlich und dringen in die Strukturen der im kleinen Becken gelegenen Organsysteme wie Haltebänder, Blase,
Darm u.a. ein.

3. Das Erscheinungsbild der Endometriose

Will man den Krankheitsverlauf und die krankheitsbedingten
Veränderungen an den Organen verstehen, müssen die für die
Endometriose typischen Strukturen beschrieben werden. So wie
sie sich dem Auge darstellen (Makroskopie), wie sie unter dem
Mikroskop beobachtet werden (Mikroskopie) und welche funktionellen Aktivitäten (Biochemie) die Endometrioseherde haben;
d.h. welche Stoffwechselvorgänge in den Absiedelungen ablau-
fen und wie die natürlichen Stoffwechselvorgänge der befallenen Organe beeinflußt werden.

Makroskopisches Erscheinungsbild

Die makroskopische Sicht endometrialer Absiedelungen vari-
iert in Form und Farbe. Die Herde sind meistens dunkelrot bis
blauschwarz oder auch dunkelbraun gefärbt. Aber selbst hell-
braun bis gelbe Absiedelungen (Implantate), die sich nur gering
über das Niveau des Bauchfellüberzuges der Beckenorgane er-
heben, sind charakteristisch. Sie wachsen entweder polypartig
von dem Bauchfell ausgehend in die Bauchhöhle vor, oder sie
dringen in die Tiefe unter das Peritoneum in das umgebende
Bindegewebe ein. Sie bilden zystische Strukturen, in deren Umgebung sich unterschiedlich ausgeprägte bindegewebige narbige und entzündliche Reaktionen finden. Spontan können diese
Zysten platzen. Allerdings ist fraglich, ob durch das Platzen dieser Zysten und die Aussaat ihres Inhaltes neue Implantate entstehen. Speziell die Endometriose an den Eierstöcken (Ovarialendometriose) entwickelt große Zysten, die schokoladenbreiarti-
gen Inhalt als Reste wiederholter Einblutungen aufweisen. Wegen dieser großen Unterschiede im makroskopischen Aussehen
und im Wachstumsverhalten wird die Endometriose neuerdings
in drei Typen eingeteilt[11].

Der natürliche Verlauf der Erkrankung ist im einzelnen nicht bekannt, da Longitudinalstudien (Untersuchungen, die die betroffenen Patientinnen über lange Zeit verfolgen) fehlen. Jedoch scheint die Endometriose in den allermeisten Fällen eine fortschreitende Erkrankung zu sein, die sich oberflächlich an den Organen im Beckenbereich ausdehnt und durch Ausdehnung in tiefergelegene Gewebeschichten die Organfunktion und die Organstruktur beeinträchtigt. Die Geschwindigkeit der Entwicklung und das Ausmaß der in der Umgebung vorhandenen bindegewebigen und narbigen Reaktion sind individuell und schwanken sehr stark von Patientin zu Patientin.

Mikroskopisches Erscheinungsbild

Zahlreiche lichtmikroskopische Untersuchungen haben die Morphologie, d.h. Form, Gestalt und Struktur der Endometriose in den letzten Jahrzehnten intensiv beschrieben. Es wurde oft festgestellt, daß die Endometriose innerhalb des Menstruationszyklus präzise in gleicher Weise auf die zyklischen Veränderungen der Eierstockshormone reagiert wie die Gebärmutterschleimhaut in der Gebärmutterhöhle (eutopes uterines Endometrium).
Typische, vom Zyklus abhängige Veränderungen in abgesiedelten Endometrioseherden wurden von Roddick[12] beschrieben. Darauf beruhende histochemische Untersuchungen sicherten diese Aussagen[13]. Als erstmals elektronenmikroskopische Untersuchungen die zyklischen Veränderungen in normaler Gebärmutterschleimhaut und abgesiedelten Endometrioseherden vergleichend darstellten[14], konnte nachgewiesen werden, daß die funktionellen Veränderungen in Endometriosedrüsen nicht so einheitlich und eindeutig sind wie in der normalen Gebärmutterschleimhaut. Dies bedeutet, daß Endometrioseherde bei verschiedenen Patientinnen verschiedene Charaktereigenschaften haben. Manche sind der normalen Gebärmutterschleimhaut sehr ähnlich und unterliegen Schwankungen im hormonellen Zyklus. Manche erinnern nur noch entfernt an Gebärmutterschleimhaut und wachsen von sich aus, ohne durch den Menstruationszyklus beeinflußt zu werden. Wieder andere reagieren gar nicht auf den Einfluß der Hormone. Umfangreiche Folgestudien führten zu dem Konzept, daß die zyklische Beeinflussung der Endometriose durch Eierstockshormone lediglich eine Nebenerscheinung ist[15]. Die Endometriose reagiert in verschiedener Hinsicht anders

auf die hormonellen Einflüsse als die natürliche Gebärmutterschleimhaut. Diese Erkenntnisse führten konsequenter Weise zu dem Konzept einer individualisierten Behandlung der Endometriose.

Die erste Gruppe der Endometriose ist morphologisch gekennzeichnet durch sehr ausgeprägte Drüsen und umgebende Stützzellen, d.h. Drüsen und umgebendes Stützgewebe haben einen regelrechten Zellenaufbau. Darin lassen sich meistens die gleichen funktionellen Veränderungen während eines Menstruationszyklus wie im uterinen Endometrium nachweisen. Dies kann sowohl lichtmikroskopisch als auch - wesentlich exakter und anhand zahlreicher Einzelkriterien - elektronenmikroskopisch nachgewiesen werden.

Die zweite Endometriosegruppe zeigt unterschiedliche Ausprägungen in den Oberflächenzellen, die die einzelnen teilweise erweiterten Drüsen auskleiden. Elektronenmikroskopisch findet sich in den Zellen eine Organellenarmut mit unterschiedlicher Ausprägung, die nicht vom Zyklus abhängig ist. Der Inhalt der Zelleiber und der Zellkerne ist gering ausgeprägt und es lassen sich weder typische oestrogenbedingte noch gelbkörperhormonabhängige Veränderungen des Gehalts und der Struktur der Organellen nachweisen.

Die dritte Gruppe der Endometriose ist durch sehr ausgeprägte Drüsen gekennzeichnet, die aber andere Endstufen der Ausprägung des Müller'schen Epithels (Gewebe, aus dem sich die weiblichen Geschlechtsorgane entwickeln) imitieren wie z.b. Schleimhaut, die dem Eileiter ähnlich ist, oder Schleimhaut, wie wir sie im Halskanal der Gebärmutter finden. Auch hier finden sich keine sicher und einheitlich nachweisbaren morphologischen Veränderungen während des Menstruationszyklus.

Der Vergleich zwischen Endometrioseabsiedelungen und gleichzeitig entnommener Gewebeprobe aus der natürlichen Gebärmutterschleimhaut zeigt, daß die Gebärmutterschleimhaut in allen Fällen zyklusgerecht und hormonabhängig reagierte. In 92 Fällen[16] entsprach die steroidhormoninduzierte Veränderung der Strukturen in den Zellkernen im Zelleib der Probeentnahme. Im Gegensatz dazu ließ sich in Endometrioseherden keine komplett übereinstimmende Umgestaltung durch die Wirkung der Gelbkörperhormone nachweisen.

Der Vergleich zur Gebärmutterschleimhaut legt nahe, daß die Endometrioseherde nur unvollständig auf ein gegebenes hormonelles Milieu reagieren können. Die morphologische Erscheinungsform der Drüsen und des Stromas der Endometrioseabsiedelungen hängt vielmehr vom Grad der Ausprägung und von der Reife ihrer Zellen ab. Sekretorische Veränderungen, wie sie durch Gelbkörperhormone verursacht werden, sind unzulänglich, unvollständig, irregulär oder fehlen vollkommen.

Biochemie der Endometriose

Neuere Untersuchungen über die Verteilung der Hormonrezeptoren bei ovarieller Endometriose (in und auf den Eierstöcken) und bei Beckenendometriose[17] unterstützen unsere morphologischen Befunde. Das in den Chromosomen festgelegte genetische Programm einer Endometriosezelle bestimmt die Ausprägung, die definitive Struktur der zytoplasmatischen Organellen und die spezifische Funktion der Zelle von Anfang an. Der hormonelle Einfluß scheint ein untergeordnetes Phänomen zu sein und hängt davon ab, wieweit die einzelne Zelle differenziert ist; d.h. viele Endometriosezellen sind nicht oder nicht mehr fähig, auf die Veränderungen der Hormonplasmaspiegel während des Menstruationszyklus zu reagieren. Vielleicht deshalb, weil sie keine Östrogen- und/oder Gestagenrezeptoren bilden. Jänne und Mitarbeiter[18] fanden nur in 30% der untersuchten Gewebeproben Östrogenrezeptoren. Die Konzentrationen der Rezeptoren (Schaltstellen in den Zellen) waren deutlich niedriger als die zum Vergleich entnommene normale Gebärmutterschleimhaut.

Die zusammenfassende Interpretation der Daten erlaubt den Schluß, daß sich die hormonelle Kontrolle der Gebärmutterschleimhaut grundsätzlich von der des Endometriosegewebes unterscheidet.

Zahllos sind die Untersuchungen der letzten 10 Jahre über die biochemischen Aktivitäten in den Endometrioseherden selbst und die Beeinflussung der Umgebung durch Stoffwechselveränderungen. Insbesondere den Veränderungen im „Prostaglandinstoffwechsel" wurde große Aufmerksamkeit gewidmet. Prostaglandine spielen bei Entzündungsvorgängen, bei Abwehrreaktionen, bei der Durchblutungsregelung, beim Eisprungmechanismus, beim Zelltod und bei der Schmerzentstehung usw. eine große Rolle. Ein einheitliches Konzept konnte bisher nicht wissenschaftlich abgesichert werden. Die Daten sind widersprüchlich, die Labormethoden empfindlich, störanfällig und aufwendig, so daß bisher die verschiedenen Ergebnisse wie Mosaiksteine sind, die sich noch nicht zu einem Bild zusammenfügen lassen. Auch die Befunde der immunologischen Untersuchungen sind noch sehr lückenhaft. Kürzlich konnte jedoch von zwei deutschen Arbeitsgruppen[19] gezeigt werden, daß der Tumornekrosefaktor alpha bei Sterilitätspatientinnen mit Endometriose je nach Aktivität und Schweregrad der Erkrankung gegenüber Sterilitätspatientinnen ohne Endometriose deutlich erhöht ist. Der Tumornekrosefaktor alpha ist ein Eiweiß, das unter anderem bei der immunologischen Abwehr und der Gefäßneubildung eine wichtige Rolle spielt.

Diese biochemischen und ultrastrukturellen Befunde sowie die Rezeptordaten können erklären, warum bei einer vorübergehenden, zeitlich begrenzten hormonellen Therapie die Endometriose nur unvollständig beeinflußt wird und warum das Wiederaufflackern der Erkrankung (Rezidivraten) bei ausschließlich medikamentös behandelten Frauen relativ hoch ist. Es wird deutlich, daß nur ein permanenter Entzug des hormonellen Einflusses oder eine chirurgische Entfernung die Endometriose dauerhaft heilen kann.

4. Die variationsreichen Beschwerden – Klassifikation und klinische Symptomatik der Endometriose

Die z.Zt. weltweit angewandte Standardmethode, um eine Endometriose zu diagnostizieren, beschränkt sich auf die makroskopische Beschreibung der Lokalisation und der Ausdehnung der Absiedelungen und Zysten. Diese Methode hat nur begrenzten Voraussagewert, was den Effekt einer notwendigen Behandlung, der Schmerzsymptomatik, der Sterilitätsproblematik und der Rezidivraten betrifft. Das Gleiche gilt für die von der American Fertility Society erstellten Klassifikationen. In der revidierten Form basiert das Score-System ausschließlich auf dem Ort, der flächen- und volumenmäßigen Ausdehnung der Erkrankung selbst und der dadurch bedingten Sekundärschäden (Narben und Verwachsungen). Auf Initiative der American Fertility Society entwickelte eine Gruppe internationaler Experten ein Endometriosedokumentationsschema, welches jeden Aspekt dieses problematischen Krankheitsbildes berücksichtigen sollte: von makroskopischer Erscheinung und Histologie der Endometriose bis hin zur Beschreibung der Sekundärschäden, von der Schmerzsymptomatik bis zur Sterilitätsproblematik[20].

Ein klinisch sinnvolles und in der Routine anwendbares Klassifikationssystem - wie bei Krebserkrankungen üblich - sollte relevante Informationen über die Lage der krankhaften Veränderungen und ihre Beziehung zu den umliegenden Organsystemen geben:

• über Sitz und Ausdehnung des Krankheitsprozesses;
• über die subjektiven Beschwerden der Patientin, d.h. über Schmerz und über Beeinträchtigung von Organfunktionen unter Berücksichtigung ursächlicher Zusammenhänge;
• über therapeutische Konsequenzen, d.h. stadienbezogene Therapierichtlinien und
• über die Prognose der Erkrankung, d.h. über das Risiko der natürlichen Progression, der Erfolgschance einer Behandlung und des Rezidivrisikos.

In der Vergangenheit sind für die Endometriose verschiedene Klassifikationssysteme entwickelt und empfohlen worden, wobei das oben zitierte revidierte System der American Fertility Society bei wissenschaftlichen Untersuchungen und in der Klinik allgemein akzeptiert wurde und weltweit gebraucht wird. Dennoch hat dieses Punktesystem hinsichtlich der aufgelisteten Aufgaben als Klassifikation nur begrenzten Wert. Dies wurde auch während der letzten vier Weltkongresse in Brüssel, in Bahia, in Yokohama und in Québec ausführlich diskutiert, ohne daß eine einheitliche, befriedigende und weltweit akzeptable Lösung gefunden wurde.

Schweregrad und subjektive Symptome

Basierend auf diesen formulierten Problemen dokumentierten wir in den letzten 2 Jahren die Krankheitsgeschichte und subjektive Symptomatik bei Frauen mit endometriosebedingten Beschwerden. Diese Daten wurden zum Stadium der Erkrankung in Beziehung gesetzt, das nach der rAFS-Klassifikation anläßlich der diagnostischen Bauchspiegelung festgelegt wurde. Hinsichtlich der verschiedenen Schweregrade der Menstruationsschmerzen (Dysmenorrhoe)

* mild bedeutet Schmerzen; aber keine medikamentöse Behandlung erforderlich;
* mäßig bedeutet Schmerzen und Anwendung von Analgetika;
* schwer wurde als erhebliche Beeinträchtigung mit Gebrauch von Schmerzmitteln und mindestens eintägiger Arbeitsunfähigkeit definiert;

konnten wir zeigen, daß es keine Beziehung zwischen dem Stadium der Erkrankung und der Häufigkeit und Intensität der
Menstruationsbeschwerden gibt. Das gleiche gilt für tief im Unterleib und im kleinen Becken empfundene Schmerzen beim Geschlechtsverkehr und für ungewollte Kinderlosigkeit.

Damit liefert die Anwendung der rAFS-Klassifikation keine
klinisch bedeutenden Informationen über die subjektiven Beschwerden und Störungen der Organfunktion und nur einen begrenzten Aussagewert zur endometriosebedingten Sterilitätsproblematik.

Klinische Symptome und Lokalisation

Die Endometriose verursacht typischerweise unterschiedlich
starke, langsam zunehmende und zeitweise unerträgliche Menstruationsbeschwerden, chronische, zyklische oder permanente
Schmerzen im Beckenbereich sowie ungewollte Kinderlosigkeit.
Sie erfordert wiederholte stationäre Behandlungen, operative
Eingriffe und langfristige medikamentöse Therapien. Da je nach
dem Ort des Endometriosebefalls und je nach Schädigung der
verschiedenen befallenen Organe die Beschwerden variieren und
Sekundärschäden wie Verwachsungen und Narben zu zyklusun-
abhängigen Beschwerden führen, ist das Spektrum der Differentialdiagnose groß. Schweregrad der Erkrankung und Intensität
der Beschwerden korrelieren nicht miteinander. Ferner scheint
etwa die Hälfte aller Endometriosen keine Beschwerden hervorzurufen. Präzise Angaben über die echte Häufigkeit der Endometriose innerhalb der weiblichen Bevölkerung können nicht gemacht werden. Statt dessen können nur Häufigkeitsbereiche für
speziell definierte Untergruppen angegeben werden.

Das typische Alter zum Zeitpunkt der Erstdiagnose liegt z.Zt.
zwischen dem 20. und 40. Lebensjahr. Ursache für die zunehmende Erkrankung „jüngerer Frauen" ist wahrscheinlich die
großzügigere Indikation für die diagnostische Pelviskopie
(Bauchspiegelung), um ungewollte Kinderlosigkeit, unklare Unterbauchbeschwerden und sekundäre Menstruationsschmerzen
abzuklären. Nahezu 10% der Endometriosen wurden bei Frauen
vor dem zwanzigsten Lebensjahr nachgewiesen, und man
schätzt, daß etwa 1 bis 2% der Frauen auch nach den Wechseljahren noch an Endometriose oder ihren Folgen leiden.

In 60% der Fälle findet man die Absiedelungen im Douglas'-
schen Raum (Bereich zwischen Gebärmutterhinterwand und

Dickdarm) und/oder an den Haltebändern der Gebärmutter, insbesondere an denen, die um den Dickdarm herum in die Kreuzbeinhöhle ziehen. Die Eierstöcke sind in etwa der Hälfte aller Patientinnen befallen. Andere Organe einschließlich der Blase (15%) und der Eileiter (bis zu 10%) sind häufig mitbefallen. Eine Endometriose im Bereich der Bauchhöhle oder an sonstigen Körperstellen außerhalb des Bauchraumes, ohne daß das kleine Becken gleichzeitig mitbefallen ist, wird selten beobachtet und wird mit einer Häufigkeit von unter 8% der Fälle angegeben. Sind die inneren Genitalorgane von Endometriose befallen, so findet sich jedoch in bis zu 20% der Patientinnen auch ein Befall von Darm, Enddarm, Blinddarm oder Harnleiter. Eine Endometriose außerhalb des Bauchraumes ist selten, aber es gibt gut dokumentierte Fälle von Endometriosebefall der Lungen, Befall des Lungenfells oder des Rippenfells sowie Endometrioseabsiedelungen im Bereich der Arme und Beine, des Rückenmarkkanals oder in Operationswunden (Bauchschnitt, Dammschnitt).

Neben diesen Beschwerden, die die Endometriose am Ort ihrer krankhaften Wachstums- und Aktivitätsprozesse hervorruft, leiden die betroffenen Frauen noch an verschiedenen unspezifischen Symptomen, die ihr Befinden z.T. erheblich beeinträchtigen und durch die Chronizität der Beschwerden auch hinzukommende psychische Veränderungen hervorrufen. Allgemeines Unwohlsein, diffuse Bauchbeschwerden, Völlegefühl, Stimmungsschwankungen und Antriebsarmut sind viel häufiger mit Endometriose

Symptomatik	Häufigkeit in %
Menstruationsschmerzen	über 90%
Unterbauchschmerzen, Übelkeit, Darmsymptome	80%
Meno-Metrorrhagien	über 60%
(Blutungsstörungen der Gebärmutter)	
Dyspareunie	50%
(Schmerzen während des Geschlechtsverkehrs)	
Kopfschmerz, Schwindel, Magenbeschwerden	
Kinderlosigkeit	über 40%
Häufige Infektionen	40%
Subfebrile Temperatur	30%
(geringgradige Erhöhung der Körpertemperatur)	

Tab. 1   Klinische Beschwerden, die häufig von Frauen mit Endometriose beklagt werden
● Endometriosis Association registry: > 3000 Fälle

verbunden, als dies aus der medizinischen Literatur hervorgeht.
Dies konnten die amerikanischen Selbsthilfegruppen (Tab.1) ein-
drucksvoll anhand großer Datenerhebungen nachweisen.
Da die differentialdiagnostische Abklärung schwierig und
der gynäkologische Untersuchungsbefund in den frühen Stadien
unauffällig ist, sind diese Beschwerden von den Ärzten in der
Vergangenheit entweder nicht genügend berücksichtigt worden, oder es wurden falsche Diagnosen gestellt (Tab. 2) und damit erfolglose Fehlbehandlungen eingeleitet. Oder die Beschwerden wurden als psychosomatisch bedingt fehlinterpre-
tiert. So erklären sich die oft bis zu 5 Jahren dauernden Leidens-
geschichten der Frauen, bis endlich durch Bauchspiegelung die
richtige Diagnose gestellt wird.

A)	Zyklusstörungen, Blutungsstörungen
	• bedingt durch Funktionsstörungen der Eierstöcke
	• bedingt durch Erkrankungen der Gebärmutter
B)	Psychosexuelle Beschwerden
	• streßbedingte Unterbauchschmerzen
	• psychisch bedingte Beschwerden beim Verkehr
C)	Pelveopathia spastica
	• funktionell und vegetativ bedingte Verkrampfungen
	• Allen-Masters-Syndrom
D)	Funktionelle Sterilität, unerklärbare Sterilität
E)	Subakute oder chronische Blinddarmentzündung
F)	Eierstockentzündung
G)	Reizmagen, Reizblase, Colon irritabile

Tab. 2   Häufige Fehldiagnosen bei Endometriose

Nur wenn wir Ärzte in der Zukunft auch auf uncharakteristi-
sche Beschwerden genauer achten und die Endometriose differentialdiagnostisch in allen Altersklassen mit in Erwägung ziehen, werden wir den betroffenen Frauen helfen können und
unnötige jahrelange Schmerzzustände, Beeinträchtigungen des
Wohlbefindens und der Leistungsfähigkeit vermeiden können.
Da bis heute nur durch eine invasive Diagnostik - Bauchspiegelung in Narkose - eine genaue Krankheitserkennung möglich ist,
wird verständlich, warum einerseits die Ärzte zögern, bei anfangs nur leichten Beschwerden sofort die Indikation zur aggres-

siven Diagnostik zu stellen, andererseits auch die Frauen selbst häufig die Notwendigkeit der Bauchspiegelung in Frage stellen, den Arzt wechseln, um nach alternativen Untersuchungs- und Behandlungsmöglichkeiten zu fragen, und so auch selbst den Zeitpunkt der richtigen Diagnosestellung verzögern. Da die Endometriose mit immunologischen Veränderungen im kleinen Becken und möglicherweise auch im gesamten Organismus einhergeht, wird seit Jahren intensiv geforscht, ob nicht ein Bluttest auf Endometriose - möglicherweise sogar im Sinne eines Screenings - entwickelt werden kann. Eine solch einfache, wenig belastende Untersuchung würde das diagnostische Dilemma auflösen und für beide - Betroffene und behandelnde Ärzte - einen segensreichen Fortschritt bedeuten.

II. Die chirurgische Therapie der Endometriose

1. Indikationsstellung – Gründe für operative Maßnahmen

Ziel jeder Operation ist die Entfernung und die weitgehende Destruktion (Zerstörung) aller Endometrioseherde. Aufgrund der unterschiedlichen Erscheinungsformen dieser Krankheit werden entsprechend unterschiedliche Operationsmethoden angewandt. Vor jeder Operation steht die exakte Indikationsstellung, d.h. durch eine gründliche Erhebung der Krankengeschichte und Diagnostik wird der behandelnde Arzt in Abstimmung mit der Patientin und unter Berücksichtigung ihrer Bedürfnisse einen chirurgischen Eingriff planen und durchführen.

Operative Methoden dienen einerseits zur Sicherung der Erkrankung und andererseits zur Therapie derselben. Eine Diagnose kann nur durch Gewinnung von Gewebeproben und anschließend feingeweblicher Untersuchung (Histologie) gestellt werden. Ist die Erkrankung bereits mit den üblichen gynäkologischen Untersuchungen darstellbar (z.B. in der Scheide oder am Muttermund sichtbar), kann dort direkt eine Probeentnahme (Biopsie) zur Diagnosebestätigung durchgeführt werden. In den meisten Fällen jedoch ist die Endometriose im Bauchraum lokalisiert und nur durch eine Bauchspiegelung (Laparoskopie = Pelviskopie) oder über einen Bauchschnitt darstellbar. Die häufigsten Indikationen zu einer Operation sind Schmerzen, Organveränderungen, Funktionsstörungen der Organe oder Unfruchtbarkeit.

Schmerzen

- Zunehmende Schmerzen bei der Periodenblutung
- Schmerzen beim Geschlechtsverkehr
- Periodenabhängige Schmerzen bei der Stuhlentleerung
- Periodenabhängige Schmerzen beim Wasserlassen
- Periodenabhängige Schmerzen in der Nabelgrube, im Zwerchfellbereich u.a.

Organveränderungen

Organe weisen durch Endometriose meist Veränderungen an Struktur, Größe und Funktion auf. Diese Organveränderungen können entweder durch eine gynäkologische Untersuchung (Palpation), Ultraschalluntersuchung oder durch eine Röntgenaufnahme (CT, MRT) nachgewiesen werden.

Solche Veränderungen sind

- druckschmerzhafte Gewebeveränderungen (Knoten etc.) im Bereich hinter und neben der Gebärmutter, in der Scheide, zwischen Scheide und Darm, zwischen Scheide und Blase, in der Gebärmutterwand etc.
- sowie auffällige Strukturveränderungen im sonographischen Bild der Genitalorgane wie Endometriosezysten an den Eierstöcken (Ovarialendometriose), unruhiges Echomuster in der Gebärmuttermuskulatur (Adenomyosis = interne Endometriose).

Da gelegentlich die Patientinnen keine oder nur minimale Beschwerden haben, ist immer eine individuelle Entscheidung zu einer Operation erforderlich.

Sterilität

Frauen mit unerfülltem Kinderwunsch haben wesentlich häufiger Endometriose. Die Endometriose stört die Funktion von Eierstock, Eileiter und Gebärmutter und verhindert somit das Eintreten einer Schwangerschaft. Entzündungen gehen mit dem Freiwerden von chemischen Substanzen und Makrophagen einher und unterdrücken den Eisprung, beeinflussen den Eitransport und das Einnisten (Nidation) der befruchteten Eizelle in die Gebärmutter. Daneben werden durch Entzündungsprozesse Organstrukturen beeinträchtigt bzw. verändert, was auch zu Verklebungen zwischen den Beckenorganen (Verwachsungen, Adhaesionen) führt, die die Organgrenzen und -funktionen teilweise oder ganz aufheben.

Wird die Diagnose Endometriose durch eine Bauchspiegelung gestellt, muß über das weitere Vorgehen entschieden werden.

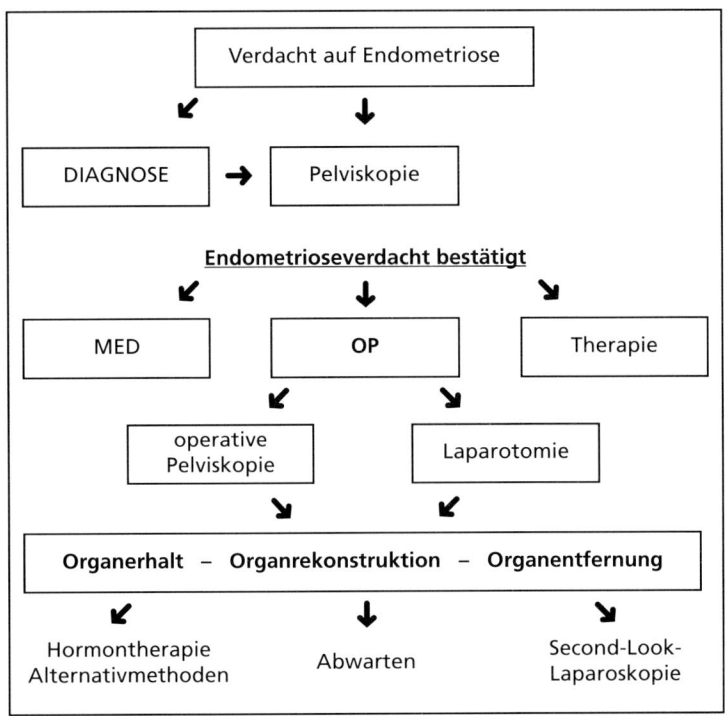

2. Operationsmethoden

Bauchspiegelung (Laparoskopie, Pelviskopie)

Die Bauchspiegelung ist als die Standardoperation bei Verdacht auf Endometriose anzusehen (Abb. 1). Bei diesem Eingriff wird der Bauchraum über ein optisches System (Bauchspiegel = Laparoskop) dem Auge zugänglich gemacht. Die inneren weiblichen Geschlechtsorgane in der Bauchhöhle (Becken) können dabei umfassend beurteilt werden. Der Bauchraum ist durch Darmschlingen ausgefüllt und stellt primär keine Höhle dar. Erst durch das Einbringen von CO_2-Gas in den Bauchraum (aufblasen = insufflieren) wird die Bauchdecke angehoben und eine Höhle gebildet, die dann mit dem Laparoskop (Bauchspiegel) beurteilt werden kann. Da der Reiz des Gases (Schmerzen) und der erhöhte Druck des Gases von dem Patienten als unangenehm empfunden werden, ist dieser Eingriff in Vollnarkose vorzunehmen. Das Endoskop ist ein starres Rohr, in welchem Linsensysteme und eine Lichtquelle integriert sind. Das Instrument ist zwischen 3 und 10 mm dick und gelangt über eine entsprechende Metallhülse in die Bauchhöhle. Diese Hülse (Trokar) wird über einen kleinen Hautschnitt in der Nabelgrube durch die Bauchdecke in die Bauchhöhle eingeführt. Das Endoskop kann an eine Videokamera angeschlossen werden, wodurch die Möglichkeit der Foto- und Videodokumentation gegeben ist.

Sehr vorteilhaft erweist sich der Vergrößerungseffekt der optischen Systeme und die Möglichkeit, entlegene Ecken des Bauchraumes genau ausleuchten und beurteilen zu können. Da die inneren Geschlechtsorgane relativ weit in der Tiefe des Beckens „versteckt" sind (zwischen Darmschlingen liegend), ist das Einbringen von Zusatzinstrumenten sehr hilfreich und nützlich. Diese zusätzlichen Instrumente werden ebenfalls über 3 bis 5 mm dicke Rohre in die Bauchhöhle eingebracht. Bleibt es bei einem diagnostischen Eingriff, reicht meist ein Zusatzinstrument knapp an der Schamhaargrenze plaziert. Bestehen unübersichtliche Verhältnisse oder sind die Organe stark verändert (Verwachsungen, Zysten etc.), werden bis zu 3 Zusatzinstrumente erforderlich. Daneben ist die individuelle Operationstechnik der Operateure auch für die Wahl von Instrumenten mitentscheidend.

Um die Gebärmutter bzw. die angrenzenden Strukturen noch besser darstellen zu können, wird ein durch die Scheide eingeführter und an der Gebärmutter fixierter Manipulator benutzt. Darüber kann auch ein Farbstoff in die Gebärmutterhöhle eingespritzt werden, um dessen Durchtritt durch die Eileiter beobachten zu können (Nachweis der Durchlässigkeit der Eileiter).

Vorteile:

- minimal invasive Methode
- exakte Exploration (Inspektion) der Bauchhöhle möglich (Vergrößerungseffekt, weitreichendes Instrument)
- schnellere Rekonvaleszenz
- kürzerer Krankenhausaufenthalt
- ausgedehnte Operationen bei entsprechender Erfahrung des Operateurs möglich
- reproduzierbar, d.h. der Eingriff kann bei Wiederkehr der Erkrankung leichter wiederholt werden.

Nachteile:

- Zugangsweg zu den krankhaften Befunden bzw. Organen ist sehr limitiert
- spezielle Operationstechnik und Instrumente sind erforderlich
- der taktile Sinn (Tastsinn) des Operateurs ist nicht einsetzbar, d.h. Gewebestrukturen können nicht abgetastet werden.

Gebärmutterspiegelung (Hysteroskopie)

Im Rahmen der endoskopischen Operation wird gerade bei Patientinnen mit Kinderwunsch zusätzlich eine Hysteroskopie (Spiegelung der Gebärmutterhöhle) erforderlich. Ein ebenfalls starres Endoskop (3 mm im Durchmesser) wird durch die Scheide in den Gebärmutterhals (-kanal) geschoben. Durch gleichzeitiges Spülen mit Kochsalzlösung oder Insufflation von CO_2-Gas entfaltet sich die Gebärmutterhöhle. Durch das Verschieben der Optik gelingt es, die gesamte Gebärmutterhöhle (Form, Schleimhautfehlbildungen, etc.) sowie die Eileiterabgänge zu beurteilen.

Bauchschnitt (Laparotomie)

Der Bauchschnitt ist das klassische Verfahren, um Organe im Bauchraum beurteilen und behandeln zu können, wobei er allerdings zu diagnostischen Zwecken nicht angewandt wird. Endoskopische Verfahren haben diese Operation weitgehend abgelöst. Ist jedoch aufgrund vorausgegangener Untersuchungen mit größter Wahrscheinlichkeit mit einem für die minimal invasive Chirurgie ungeeigneten Befund zu rechnen oder wünscht die Patientin eine radikale Operation, so kann dieses Verfahren als erster Schritt zur Diagnostik und Therapie angewandt werden.
Häufig wird der Bauchschnitt unmittelbar an eine Bauchspiegelung in gleicher Narkose angeschlossen, um eine vollständige Therapie vornehmen zu können. Die Art des Bauchschnittes ist sehr vom Ausmaß des Befundes, der Einstellung des Operateurs und natürlich auch von der Art vorausgegangener Operationen abhängig. Der klassische Zugangsweg erfolgt über den „Bikini-Schnitt". Der Hautschnitt verläuft in diesem Fall knapp oberhalb der Schamhaargrenze quer. Die Durchtrennung der weiteren

Schichten der Bauchdecke unter der Haut erfolgt in Längsrichtung. Aus diesem Grund können auch bei dem Querschnitt nach der Operation Schmerzen bis hin zur Nabelhöhe auftreten. Ein Hautschnitt in Längsrichtung ist meistens bei ausgedehnten Befunden (evt. Darmbeteiligung etc.) oder bei bereits vorliegender Längsschnittnarbe nötig. Insgesamt ist nach einem Bauchschnitt mit ausgeprägteren Schmerzen und einer verlängerten Rekonvaleszenz zu rechnen.

Vorteile:

- klassische Operationstechniken einsetzbar
- genaues Abtasten der Organe möglich (taktiler Sinn)
- radikale Operationen, Organentfernung etc. leichter durchführbar

Nachteile:

- große Verletzung der Bauchdecke (Trauma)
- erhöhte Nachblutungs- und Infektionsgefahr
- erhöhtes Trauma am inneren Genitale (Austrocknung, Verletzung des Peritoneums)
- erhöhtes Risiko von Verwachsungen
- Mehrfacheingriffe ungünstig
- verlängerter Krankenhausaufenthalt

Bauchschnitt versus Bauchspiegelung

Die Entscheidung, ob ein Bauchschnitt oder eine Bauchspiegelung nötig ist, unterliegt verschiedenen, teilweise sehr individuellen Parametern. Es gibt keinen Zweifel, daß die Laparoskopie das klassische Verfahren zur Abklärung der Verdachtsdiagnose Endometriose darstellt. Bei der Wahl des korrekten Zugangsweges zur Therapie müssen dem Ausmaß des Befundes einerseits und der individuellen Ausbildung und Erfahrung des Operateurs andererseits Rechnung getragen werden. Da die Endometriose in vielen Fällen einen chronischen Charakter hat, muß trotz gründlichster Operation und ggf. entsprechender hormoneller Therapie mit dem Wiederauftreten der Erkrankung gerechnet werden. Wird dann wieder ein Eingriff notwendig, so kann die minimal invasive Chirurgie (Laparoskopie) das Risiko deutlich verringern und eine entsprechende Lebensqualität für

die Patientin erzielen. Wissenschaftliche Untersuchungen konnten zeigen, daß bei Anwendung der Laparoskopie gegenüber
der Laparotomie (Bauchschnitt) gleichwertige Ergebnisse in Hinblick auf Schmerzfreiheit und Schwangerschaftsraten erzielt
werden.

Operationen von der Scheide (vaginale Operationen)

Die Entfernung von kleineren Endometrioseherden, die in
der Scheide sichtbar sind oder sich hinter der Gebärmutter aus-
dehnen, werden gelegentlich nur vaginal (durch die Scheide)
operiert. Dies wird von den Patientinnen als vorteilhaft empfunden, da an der Bauchdecke kein Schnitt erforderlich ist. Allerdings können bei diesem Zugangsweg im Becken weiter oben
oder weiter seitlich liegende Endometrioseherde schwer oder
nicht entdeckt und damit auch nicht behandelt werden.

Second-Look-Laparoskopie

Eine erneute Bauchspiegelung (Second-Look) kann aus verschiedenen Gründen nach einem operativen Eingriff, sei es
Bauchschnitt oder Bauchspiegelung, erforderlich werden. Gelingt es nicht, im Rahmen des ersten Eingriffs alle Herde zu beseitigen, oder war die Gefahr, ein wichtiges Organ entfernen zu
müssen, zu groß, empfiehlt sich eine medikamentöse Nachbehandlung. Dabei werden die verbliebenen Endometrioseherde
beseitigt oder deren Aktivität und/oder Größe reduziert. Die Second-Look-Laparoskopie dient dann zur vollständigen Entfernung der Restherde. Hierbei ist es ratsam, nach Beendigung der
medikamentösen Therapie ein bis zwei normale Zyklen abzu-
warten, um wieder bzw. noch aktive Restendometrioseherde
besser identifizieren zu können. Dieses sogenannte 3-Phasen-
Konzept (Laparoskopie - Hormontherapie - Laparoskopie) unterliegt jedoch der individuellen Entscheidung eines jeden Operateurs.
Die zweite Indikation zu einer Second-Look-LSK dient der
Verbesserung der Organfunktion bei bestehendem Kinderwunsch. Endometrioseherde einerseits und der chirurgische Eingriff mit daraus resultierenden Verwachsungen zwischen den
Organen andererseits können die Funktion von Eileiter und Eierstock stark beeinträchtigen. Bei ausgedehnten Endometriose-

operationen kann durch eine frühe Second-Look-LSK die Eileiterfunktion (d.h. durch Lösen von Verwachsungen bzw. Verklebungen zwischen Eileiter und Nachbarorganen) verbessert werden. Der Zeitpunkt einer Second-Look-LSK wird vom Operateur festgelegt und liegt zwischen 2 und 10 Wochen nach dem Ersteingriff.

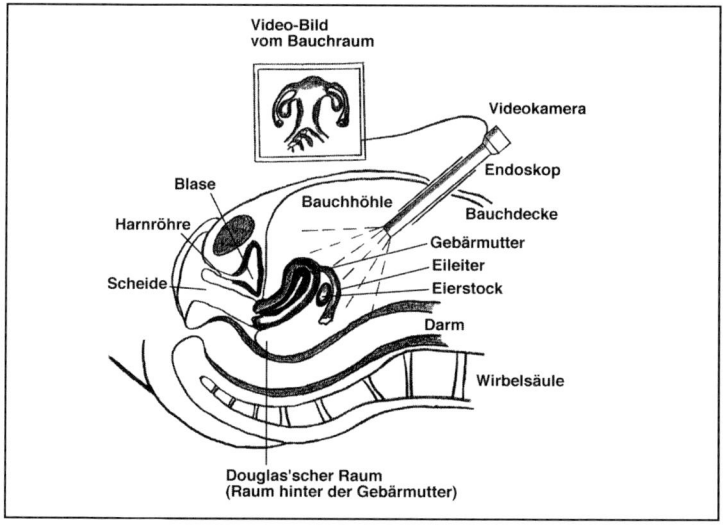

Abb. 1   Laparoskopie der Bauchorgane
Darstellung der Bauchorgane mittels eines Endoskops, welches am Nabel in die Bauchhöhle eingeführt wird. Die Bauchhöhle selbst wird mit einem Gas aufgeblasen, um eine bessere Übersicht zu erhalten. An dem Endoskop ist eine Videokamera angeschlossen, die das endoskopische Bild auf einen Videomonitor überträgt.

3. Chirurgische Methoden zur Therapie der Endometriose

Excision mit Schere, mit einer elektrischen Nadel oder CO$_2$-Laser (Abb. 2)

Beim Herausschneiden von Endometrioseherden besteht die Möglichkeit einer feingeweblichen Begutachtung der Gewebsproben (Histologie). Außerdem kann bei diesem Verfahren das Ausmaß der Erkrankung gut beurteilt werden, insbesondere bei

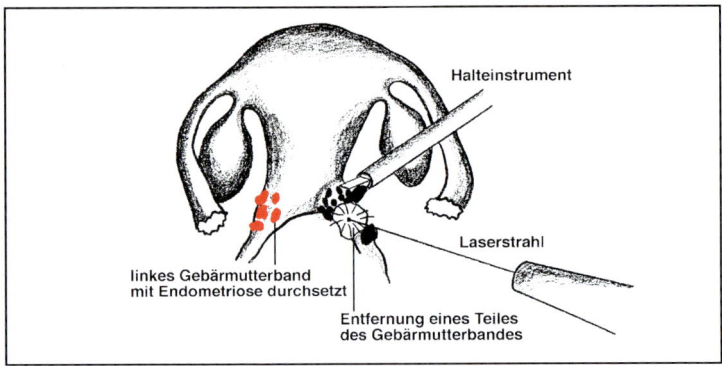

Abb.2   Excision
Herausschneiden des Gebärmutterbandes. Das rechte Ligamentum sacrouterinum (Gebärmutterband) wird mit dem Laserstrahl als ganzes herausgeschnitten und damit die sich darin befindlichen Endometrioseherde entfernt. Das linke Band ist noch nicht therapiert (rote Herde).

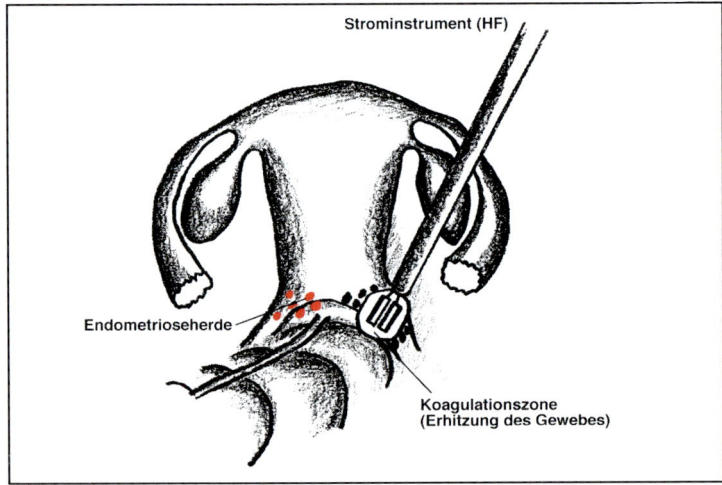

Abb. 3   Koagulation von Endometrioseherden
Eine bei der Laparoskopie eingeführte Koagulationszange wird auf die Endometrioseherde gelegt, durch Stromfluß kommt es zur Erhitzung des berührten Gewebes (weißes Areal rechts). Am linken Band sind noch nicht therapierte Endometrioseherde dargestellt (rot).

Befunden, die sich in die Tiefe der Organe und Beckenstrukturen erstrecken. Bei der Anwendung der Schere oder sehr feiner chirurgischer Elektronadeln ist die Schädigung von gesundem Nachbargewebe gering, wodurch mit einer sehr schnellen Abheilung und nur geringfügigen Gewebereaktionen nach der Operation zu rechnen ist.

Erhitzen, Denaturieren mit Hochfrequenzstrom oder Lasersystemen (Abb. 3)

Die Erhitzung (Koagulation), d.h. Zerstörung des Gewebes mit Wärme, ist wohl die verbreitetste Operationstechnik. Durch Anwendung eines speziellen Elektrogerätes wird das von den Operationsinstrumenten gefaßte Gewebe erhitzt und denaturiert. Dabei werden die Endometriosezellen zerstört. Das koagulierte Gewebe wird dann vom Körper langsam abgebaut (Wundheilung). Die Wirkung dieser Instrumente wird durch die Verfärbung des Gewebes (weiß werden, Dampfentwicklung etc.) während des Koagulationsvorganges kontrolliert. Damit können kleine Endometrioseherde relativ einfach und schnell therapiert werden. Das Risiko einer Blutung ist äußerst gering.

Nachteile:

● Die Methode ist bei sehr ausgedehnten Befunden unzureichend.

● Es besteht keine gute Kontrollmöglichkeit über die Ausdehnung der Koagulationswirkung, somit erhöht sich die Gefahr, benachbarte oder darunterliegende Organe bzw. Organteile unbemerkt zu beschädigen.

Verdampfen (Vaporisation) mit dem CO_2-Laser (Abb. 4)

Die Anwendung eines Lasersystems (gebündelter Lichtstrahl mit hoher Energie) ist im Rahmen der Endometriose-Therapie insbesondere in den USA und England sehr verbreitet. Bei dieser Operationsmethode handelt es sich nicht um eine spezielle Operationstechnik, es wird lediglich ein spezifisches Instrument eingesetzt. Das Laserlicht besitzt die Eigenschaft, krankhafte Befunde ohne Kontakt mit Gewebe entfernen zu können. Durch das

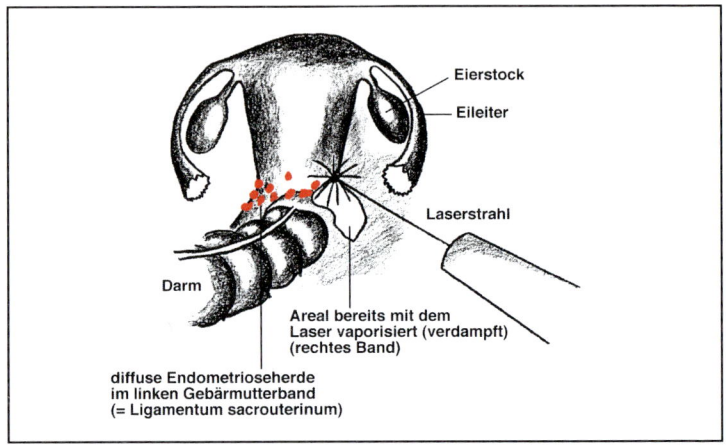

Abb. 4   Endometriosevaporisation
Endometrioseherde werden mit dem Laserstrahl verdampft, das bereits therapierte
Gewebeareal (weiß) befindet sich rechts. Am linken Band sind noch nicht therapierte Endometrioseherde (rot) sichtbar. Der Laserstrahl schont das Nachbargewebe bzw. die zurückbleibenden Gewebestrukturen.

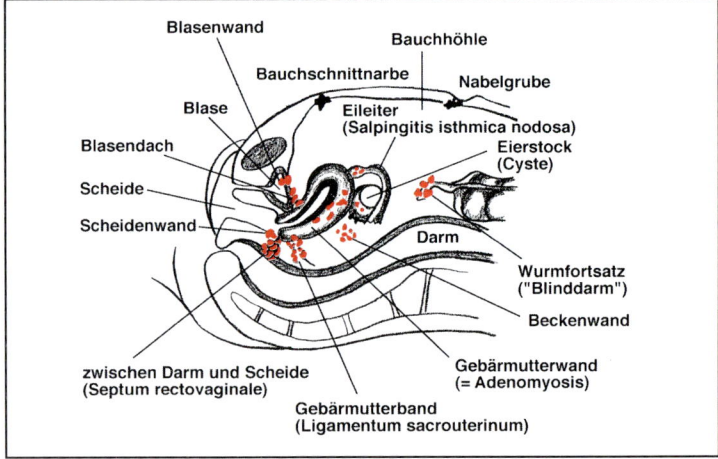

Abb. 5   Häufigste Lokalisation der Endometriose
Darstellung der insbesondere im kleinen Becken befindlichen Endometrioseherde
(rot). Dabei kann die Oberfläche der einzelnen Organe, aber auch die Tiefe dessel-
ben betroffen sein (siehe Eierstock, Gebärmutter, Blasen- und Darmwand).

Auftreffen von hoher Lichtenergie entsteht Hitze im Gewebe, welches dabei verdampft wird. Die Anwendung eines CO_2-Lasers ist jedoch bei der Therapie der Endometriose nicht obligat. Bestimmte Operateure bevorzugen allerdings dieses Instrument, da es sich insbesondere bei ausgedehnten Befunden und schwerer Endometriose im Beckenbereich als unentbehrliches Zusatzinstrument bewährt hat. Das CO_2-Laserlicht wird dabei von einem speziellen Gerät über einen entsprechenden Spiegelarm, der am Laparoskop befestigt ist (Laserlaparoskopie), in den Bauchraum eingespiegelt. Das gebündelte CO_2-Licht besitzt eine sehr hohe Energie, die beim Auftreffen auf das Gewebe in Wärme umgesetzt wird. Dieses blitzartige Erwärmen des Gewebewassers führt zu einer Verdampfung der bestrahlten Areale, d.h. zur Beseitigung des erkrankten Gewebes. Das bei der Verdampfung zurückgebliebene Gewebe und die Geweberänder werden bei dieser Methode nur geringgradig erwärmt und somit geschädigt. Der CO_2-Laser eignet sich auch sehr gut zur Durchtrennung von Verwachsungen und zum Freilegen von Organoberflächen. Eine genaue Entfernung der Endometrioseherde ist damit möglich. Die Verwachsungen können gelöst werden und gesundes Gewebe wird geschont. Die Gefahr einer nicht beabsichtigten Verletzung von Nachbarorganen wird bei der Anwendung des Lasers sehr gering gehalten.

Die Nachteile dieser Methode sind, daß eine spezielle Ausbildung für die Anwendung notwendig, und die Technologie umständlich und mit hohen Kosten verbunden ist.

4. Operative Maßnahmen nach Lokalisationen

Im folgenden werden die verschiedenen operativen Maßnahmen in Zusammenhang mit der Therapie der Endometriose an den verschiedenen Organen dargestellt:

- Bauchfell (Peritoneum)
- Eierstöcke und Eileiter (Ovarien und Tuben)
- Scheide
- zwischen Gebärmutter, Scheide und Darm
- in der Gebärmutterwand
- in der Darmwand
- in der Blasenwand oder am Harnleiter
- andere Lokalisationen

Peritoneum - Endometriose am Bauchfell

Der gesamte Bauchraum ist mit dem Bauchfell (Peritoneum) ausgekleidet, das alle Bauchorgane überzieht. Die Endometriose ist häufig auf diesem Bauchfell, insbesondere im Beckenbereich, lokalisiert und diffus ausgebreitet. Die Herde können mikroskopisch klein, großflächig oder auch derb sein. Als chirurgisches Verfahren zur Beseitigung dieser „Bauchfellherde" stehen verschiedene Möglichkeiten zur Verfügung. Die Herde können herausgeschnitten (excidiert) oder erhitzt (koaguliert) werden. Um eine exakte Diagnose stellen zu können, sollte zumindest durch Entnahme mindestens einer Gewebeprobe eine histologische Begutachtung vorgenommen werden. Nicht selten erstrecken sich diese Herde von der Bauchfelloberfläche in die Tiefe der Organe oder Beckenwand. Hier ist die chirurgische Entfernung (Excision) sicher sinnvoller als ein thermisches Verfahren. Die wichtigsten Lokalisationen sind (Abb. 5):

- im Douglas'schen Raum hinter der Gebärmutter
- im Bereich der Gebärmutterbänder (hinter der Gebärmutter)
- an der seitlichen Beckenwand (neben und hinter den Eierstöcken)
- vor der Gebärmutter (am Blasendach)

Sehr häufig finden sich direkt hinter der Gebärmutter im Douglas'schen Raum (am tiefsten Punkt der Bauchhöhle) diffuse Endometriumherde. Nicht selten sind die dort lokalisierten Gebärmutterbänder mitbetroffen. Als Symptom finden sich ausgeprägte Periodenschmerzen, Schmerzen beim Geschlechtsverkehr und deutliche Schmerzen in diesem Bereich bei der gynäkologischen Untersuchung. Diese Herde können koaguliert oder excidiert werden. Anteile der mitbefallenen Bänder sollten mitentfernt werden, da hier die Endometriose meist nicht nur an der Oberfläche, sondern auch in der Tiefe lokalisiert ist (dem Auge nicht zugänglich). Diese Herde sind häufig nur die „Spitze eines Eisberges", d.h. der größere und bedeutendere Befund ist in der Tiefe angesiedelt (siehe „Endometriose hinter der Gebärmutter und im Septum rectovaginale").

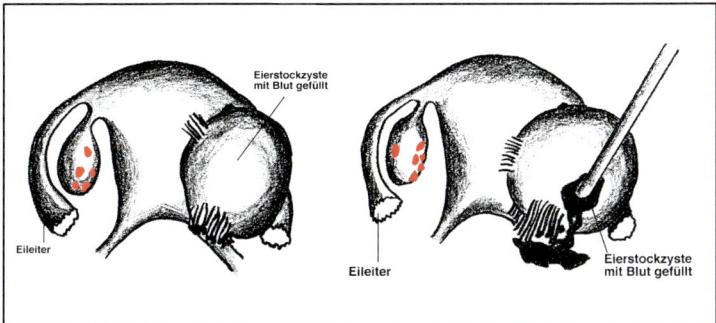

Abb. 6 a, 6 b Endometriosezyste
Der rechte Eierstock ist durch die Endometriose um ein mehrfaches vergrößert. Durch ein Instrument wurde die Zyste eröffnet und es entleert sich rot-braunschwarze Flüssigkeit in den Bauchraum. Die Zyste selbst ist durch Endometrioseherde bzw. Entzündungsprozesse mit dem rechten Gebärmutterband und der Gebärmutter-Rückseite verwachsen (gestricheltes Areal).
Der linke Eierstock trägt oberflächliche Endometrioseherde (rote Punkte).

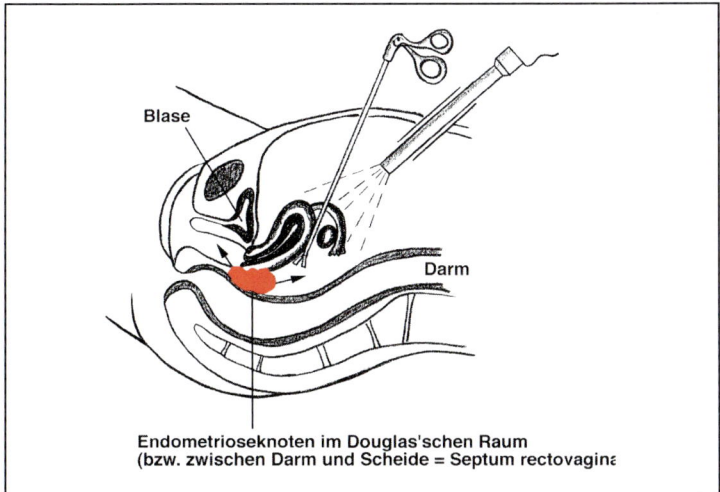

Abb. 7 Entfernung eines Knotens aus dem Septum rectovaginale
Der große Endometrioseknoten hinter der Gebärmutter bzw. zwischen Scheide und Darmvorderwand kann entweder durch die Scheide oder über den Bauchraum entfernt werden. In vielen Fällen muß dabei sogar ein Stück der Scheidenhaut bzw. der Darmwand mitentfernt werden.

Endometriose an den Eierstöcken und Eileitern

Die Eierstöcke sind sehr häufig mit Endometrioseherden besetzt. Hier wird unterschieden, ob es sich um oberflächliche oder tiefe Herde handelt. Die Endometriose am Eierstock führt zu Störungen des Eisprunges und somit der Fruchtbarkeit der Patientin. Sehr aktive Endometrioseherde führen zur Ansammlung von Blut im Eierstock (Endometriosezysten = „Schokoladezysten"). Diese Zysten (Abb. 6), die über 10 cm groß werden können, verdrängen das gesunde Ovarialgewebe immer mehr nach außen und führen zu einer starken Funktionsstörung des Organs. Die chirurgische Therapie dieser Endometriosezysten sollte bei entsprechendem Beschwerdebild nicht zu spät durchgeführt werden, da sonst gesundes Ovarialgewebe kaum mehr erhalten werden kann. Es bestehen 3 Möglichkeiten, diese Endometriosezysten zu entfernen:

1. Die Zysten werden im Rahmen einer Laparoskopie (Bauchspiegelung) eröffnet und gespült und die in der Zyste befindlichen Endometrioseherde koaguliert. Dieses Verfahren empfiehlt sich nur bei kleinen Zysten (bis zu 3 cm Größe), da bei einem größeren Durchmesser das Risiko wesentlich höher ist, Endometrioseherde unerkannt zurückzulassen. Hier kann eventuell eine primäre Behandlung mit Hormonen zur Verkleinerung oder Stabilisierung der Zyste sinnvoll sein.

2. Die Zysten können auch als Ganzes „ausgeschält" und der zurückbleibende gesunde Teil des Restovars durch Nähte wieder neu formiert werden. Diese Technik wird am häufigsten angewandt, bedeutet jedoch für den Eierstock ein relativ großes Trauma. Die nach diesem Eingriff auftretenden Verwachsungen zwischen Eierstock und Beckenwand können die Fertilität (Fruchtbarkeit) der Patientin beeinträchtigen. Hier ist gegebenenfalls eine Second-Look-Laparoskopie erforderlich.

3. Ist der Eierstock von Endometrioseherden völlig durchsetzt und gesundes Gewebe nicht mehr sinnvoll zu erhalten, muß der Eierstock als Ganzes entfernt werden. Dies ist meist auf endoskopischem Weg durchführbar.

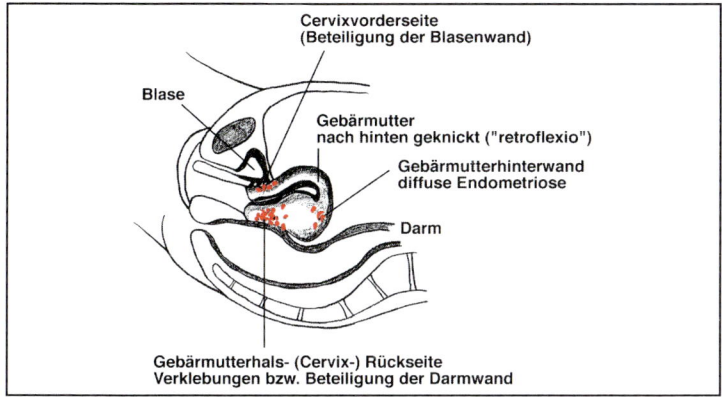

Abb. 8   Endometriose in der Gebärmutterwand (Adenomyosis)
Die Gebärmutterwand, insbesondere auf der Rückseite, ist von einzelnen Endometrioseherden durchsetzt (rote Areale). Dies führt zu einer Verdickung der Gebärmutterwand bzw. -muskulatur. Durch Entzündungsprozesse bzw. durch diese Endometrioseherde kommt es dann zu Verklebungen mit der Darmwand. Außerdem wird dadurch auch die Gebärmutter nach hinten geknickt und dort fixiert (Retroflexio).

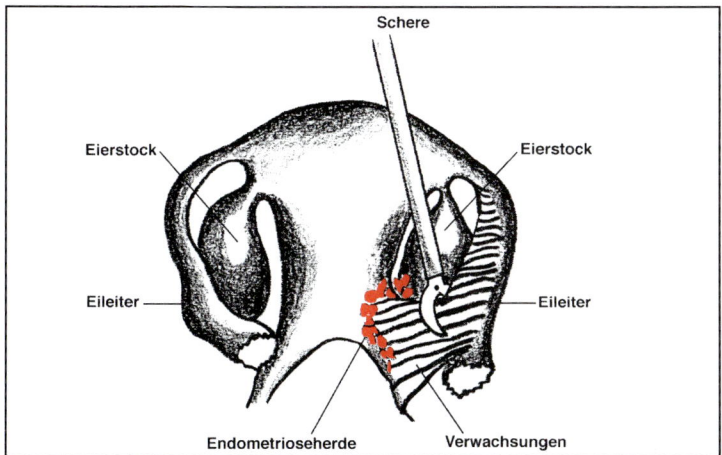

Abb. 9   Lösen von Verwachsungen
Aufgrund von Entzündungsprozessen bestehen auf der rechten Seite Verwachsungen zwischen Eileiter, Eierstock und dem Gebärmutterband auf der rechten Seite. Dort sind auch Endometrioseherde sichtbar (rot). Mittels einer endoskopischen Schere werden diese Verwachsungen gelöst oder als Ganzes entfernt. Durch das Lösen wird der dahinter versteckte Eierstock wieder sichtbar.

Restovarsyndrom

Patientinnen, die sich bereits einer radikalen Operation un-
terzogen haben, können gelegentlich wieder unter sehr starken
Schmerzen im Becken leiden. Eine der Ursachen ist das Rest-
ovarsyndrom. Hier wurde bei der Entfernung der Eierstöcke (insbesondere bei großen Eierstockzysten) ein kleiner Rest von Ovarialgewebe aufgrund unübersichtlicher oder stark entzündlich
veränderter Strukturen unbemerkt zurückbelassen. Dieses Restovar kann daher gelegentlich unter Narben und Verwachsungen zu liegen kommen und aufgrund der hormonellen Aktivität
Endometriosebeschwerden hervorrufen. In diesem Fall muß
durch eine erneute Operation das Restovar aufgesucht und entfernt werden.

Endometriose in der Scheide

Die Endometriose, die sich meistens am Ende der Scheide direkt in der Nähe des Muttermundes befindet, kann bei der
gynäkologischen Vorsorgeuntersuchung gut entdeckt werden.
In diesen Fällen ist häufig die gesamte Scheidenwand von diesen Herden durchsetzt. Als Symptome sind hier Zwischenblu-
tungen oder Blutungen nach dem Geschlechtsverkehr nicht selten. Die Entfernung dieser Herde wird entweder auf vaginalem
Weg (von der Scheide her) oder durch eine Bauchspiegelung
bewerkstelligt. Dabei muß meistens ein kleines Scheidenhaut-
areal herausgeschnitten werden. Für die Patientin hat dies in
der Regel keine Konsequenz für die Elastizität und Funktion
der Scheide.

Endometriose hinter der Gebärmutter und zwischen Scheide und Darm (Abb. 7)

Endometrioseherde auf der Rückseite des Gebärmutterhalses
können sich auch in den Douglas'schen Raum (tiefster Punkt der
Bauchhöhle) bis hin in die Gewebeschicht zwischen Scheide und
Enddarmwand erstrecken. Die Veränderung kann bei der gynäkologischen Untersuchung sehr gut getastet werden. Die Patientinnen haben meist sehr starke Beschwerden während der Periodenblutung sowie während des Geschlechtsverkehrs. Zusätzlich
treten Störungen der Darmfunktion wie Verstopfung und Durch-

fall vor, während und nach der Periodenblutung auf, und es kann zu Blutauflagerungen am Stuhl kommen. Bei ausgeprägter Symptomatik oder Zunahme des Befundes werden diese Herde ebenfalls chirurgisch therapiert. Nach endoskopischer Beurteilung des Befundes wird der Knoten meist unter Zuhilfenahme des CO_2-Lasers als Ganzes entfernt. Bei entsprechender Lokalisation gelingt die Entfernung dieses Knotens auch von der Scheide her (vaginale Operation). Es sollte jedoch gleichzeitig eine Bauchspiegelung durchgeführt werden, um eine vollständige Therapie gewährleisten zu können. Da meistens vor der Operation das Ausmaß und die Ausdehnung der Endometrioseherde insbesondere in Richtung Darm nicht beurteilt werden können, muß aus diesem Grund die Patientin über eine mögliche Darmoperation mitinformiert werden. Bei ausgedehnten Befunden sollte deshalb vor der Operation der Darm völlig entleert werden (Einlauf, Darmspülung).

Beteiligung der Darmwand

Bei ausgedehnten Befunden (siehe oben) des Douglas'schen Raumes, d.h. im Raum zwischen Gebärmutter und Darm, muß mit einer Beteiligung der Darmwand (Muskulatur und Schleimhaut) gerechnet werden. Diese Veränderungen führen neben den bereits beschriebenen Symptomen auch zu einer anatomischen Veränderung des Darmes. Durch Entzündungsprozesse und Narbenbildung wird das Darmlumen (die Darmweite) sehr stark eingeengt. Eine Beschwerdefreiheit ist nur dann zu erreichen, wenn auch dieses Darmstück als Ganzes entfernt wird. Dabei wird der Darm aus seinen umgebenden Strukturen gelöst und das betroffene Darmstück herausgeschnitten. Die beiden gesunden „Darmstümpfe" werden dann wieder miteinander verbunden (genäht, geklammert). In bestimmten Fällen gelingt es auch, kleine Herde aus dem Darm isoliert herauszuschneiden, ohne daß ein größeres Darmstück mitentfernt werden muß. Das notwendige Ausmaß der Operation kann allerdings erst während der Operation genau bestimmt werden. Aus diesem Grund werden mit der Patientin vor der Operation alle möglichen Arten des Eingriffes und entsprechende Risiken besprochen. Durch große Fortschritte auf dem Gebiet der minimal invasiven Chirurgie ist es uns jetzt gelungen, diese Operation (Darmentfernung) auf endoskopischem Weg (ohne großen Bauchschnitt) durchführen zu können.

Endometriose in der Gebärmutterwand oder Eileiterwand (Abb. 5 und 8)

Eine Sonderform der Endometriose stellt die innere Endometriose (Endometriosis genitalis interna) dar. Es handelt sich dabei um versprengte Schleimhautareale in der Gebärmuttermuskulatur, gelegentlich auch in der Muskulatur des Eileiters nahe am Abgang an der Gebärmutterwand. Diese Veränderungen sind bei der gynäkologischen Untersuchung (Tastbefund, Ultraschall etc.) manchmal sehr schwer darstellbar. Die Symptome sind der ausgeprägte Periodenschmerz und starke Blutungsstörungen (zu starke oder zu häufige Blutungen, verlängerte Blutungen, Schmierblutungen). Die Adenomyosis kann in der Gebärmutter sehr diffus verteilt sein oder aber auch herdförmig vorliegen. Neben den beschriebenen Symptomen kann die Adenomyosis eine starke Einschränkung der Gebärmutterfunktion (Spermientransport, Einnistung der Eizelle) verursachen. Als Therapie bei einer diffusen Verteilung ist neben einer hormonellen Therapie nur eine Entfernung der Gebärmutter sinnvoll. In bestimmten Situationen, z.B. bei Patientinnen mit Kinderwunsch, kann versucht werden, die herdförmige Adenomyosis isoliert herauszuschneiden oder zu koagulieren. Bei den 7 von uns operierten Patientinnen mit Uteruserhaltung kam es bisher zu 4 Schwangerschaften und 2 Geburten.

Die Adenomyosis des Eileiters (Salpingitis isthmica nodosa) führt zu einem Aufheben der typischen Eileiterstruktur und somit auch dessen Funktion. Diese Herde werden isoliert aus dem Eileiter herausgeschnitten und der Eileiter anschließend mit mikrochirurgischen Operationsmethoden wieder zusammengesetzt (Anastomose).

Endometriose im Bereich der Blase und des Harnleiters

Endometrioseherde im Bereich der Harnblase führen zu Störungen beim Wasserlassen (Miktion). Krampfartiges Zusammenziehen während des Harnlassens und Abgang von blutigem Urin (selten) sind Zeichen dafür. Isolierte Endometrioseherde, die auf der Außenseite der Blase liegen, aber auch die Blasenwand vollkommen durchsetzen können, sind die Ursache. Nach entsprechender Diagnostik (Blasenspiegelung = Zystoskopie) und gynäkologischer Untersuchung (Tastbefund, Ultraschall) können größere Herde meist gut lokalisiert werden. Im Rahmen von endoskopischen Operationen lassen sich diese Herde isoliert entfernen und die Funktion der Blase beschwerdefrei wiederherstellen. In seltenen Fällen ist der Harnleiter durch Endometriose- oder Narbengewebe eingeengt, was zu einem Aufstau des Harns bis hin zur Niere führen kann. Die Befreiung des Harnleiters (Ureterolyse) ist dann unumgänglich, was meist auf endoskopischem Weg durchgeführt wird. Ist der Harnleiter selbst von der Endometriose durchsetzt, so muß ein Teil des Harnleiters herausgeschnitten und der Harnleiter wieder rekonstruiert werden. Ist der Harnleiter jedoch in Nähe der Harnblase betroffen, wird der gesamte Befund entfernt und der Harnleiter neu in die Harnblase eingesetzt. Auch hier lassen sich die Funktion des Harnleiters und der Blase wieder vollkommen herstellen.

Andere (seltene) Lokalisationen außerhalb des Beckens wie Endometriose am Blinddarm (Appendix = Wurmfortsatz), Nabelendometriose, Endometriose am Zwerchfell oder Endometriose im Narbenbereich nach einem Kasierschnitt können ebenfalls operative Maßnahmen erforderlich machen.

5. Organerhalt und Radikaltherapie

Das Bemühen jedes Operateurs ist es, die Endometriose vollständig zu entfernen. Je radikaler eine Operation durchgeführt wird, um so größer ist die Wahrscheinlichkeit, daß die Patientin geheilt wird. Gleichzeitig haben die weiblichen Geschlechtsorgane viele wichtige Funktionen und primär ist deshalb immer der Organerhalt anzustreben. Bei geringgradig ausgeprägter Endometriose kann dies für den Operateur kein großes Problem darstellen. Liegen jedoch ausgedehnte Veränderungen der Organe und somit der Funktion vor, muß abgewogen werden, ob ein Organerhalt mit dem damit verbundenen erhöhten Rezidivrisiko zu rechtfertigen ist. Bei dieser Entscheidung müssen vom Operateur folgende Faktoren miteinander abgewogen werden, wobei die Reihenfolge dieser Faktoren ohne Wertung ist:
● Krankheitsgeschichte, Krankheitsverlauf (Anamnese)
● Vorausgegangene Therapie bzw. Therapieversuche (Operationen, hormonelle Therapie etc.)

- Ausmaß der vorliegenden Erkrankung und Symptome wie Schmerzen, Organveränderungen etc.
- Wahrscheinlichkeit, daß durch eine Operation die Organfunktion wieder zufriedenstellend hergestellt werden kann
- Kinderwunsch der Patientin (aktuell, latent)
- Individuelle Wünsche und Bedürfnisse der Patientin
- Erfahrung des Operateurs mit der Behandlung der Endometriose
- Erfahrung des Operateurs mit den unterschiedlichen Operationsmethoden

Erst unter Berücksichtigung aller dieser Faktoren kann über die Art und das Ausmaß einer Operation entschieden werden.

Dazu die nachfolgenden Beispiele:

a) Ein Knoten hinter der Gebärmutter, welcher nur bei der gynäkologischen Untersuchung etwas schmerzhaft ist und sich seit Jahren nicht verändert, muß nicht operiert werden.
b) Bei einer starken Veränderung der gesamten Gebärmutterwand mit ausgeprägter Schmerzsymptomatik und Blutungsstörungen muß eine Gebärmutterentfernung (Hysterektomie) in Erwägung gezogen werden.
c) Eine immer wiederkehrende Endometriose (mehrere Vor-Operationen) in einem Eierstock kann nur durch Entfernung des entsprechenden Eierstockes suffizient behandelt werden.
d) Bei einer jungen Patientin (mit Kinderwunsch) und zunehmender Endometriose-Symptomatik sind jegliche Versuche, die Organe zu erhalten, sinnvoll, auch mit dem Bewußtsein, ein erhöhtes Risiko eines Rezidivs einzugehen.
e) Bei einer ausgeprägten Endometriose zwischen Gebärmutter und Darm mit entsprechender Symptomatik (Durchfall, Verstopfung, gelegentliche Blutauflagerungen am Stuhl) sollte eine radikale Therapie, d.h. die Entfernung eines Darmanteiles, eingeschlagen werden. Allerdings ist bei isoliertem Befund eine gleichzeitige Entfernung von Gebärmutter, Eierstöcken und Eileitern nicht erforderlich.

Entscheidend bei der Wahl der Art und des Ausmaßes einer Operation sind die Lokalisation und die Möglichkeit der Identifikation von Endometrioseherden. So erfordern Endometrioseherde außerhalb, neben, hinter, vor der Gebärmutter nicht unbedingt das gleichzeitige Entfernen der Gebärmutter selbst.

6. Adhaesionen – Endometriose und Verwachsungen

Verwachsungen (Adhaesionen) sind Verbindungen und Verklebungen zwischen Organoberflächen. Dabei können unterschiedliche Organe aneinanderhaften oder mit der Bauchwand oder der Beckenwand verbunden sein (Abb. 9). Diese Adhaesionen können Strukturen fein wie ein Schleier aufweisen oder fest und derb mit reichlich Blutgefäßen durchzogen sein. Als Ursache für die Entstehung dieser Adhaesionen sind Verletzungen (Wundflächen) oder Entzündungsprozesse anzusehen. Endometrioseherde rufen unter anderem diese Gewebereaktionen hervor und lassen damit Verwachsungen entstehen. Durch die Aufhebung von Organgrenzen und Einschränkung der Organfunktionen (Verringerung der Eileiterbeweglichkeit, Bedeckung der Eierstockoberfläche, Verlagerung der Gebärmutter, Einengung von Darmschlingen etc.) kann die Patientin wesentlich beeinträchtigt werden. Im Rahmen endoskopischer oder auch offener Operationen lassen sich diese Verwachsungen lösen. Allerdings haben die bei der Operation entstehenden Wundflächen die Tendenz, wieder miteinander zu verkleben oder zu verwachsen. Ziel jeder Operation ist es deshalb, das Gewebe so schonend wie möglich zu behandeln und unnötige Verletzungen zu vermeiden. Endoskopische Operationstechniken führen im Vergleich zur offenen Technik (Laparotomie) zu weniger Verwachsungen.

7. Risiken und Aufklärung

Jeder chirurgische Eingriff ist mit einem mehr oder weniger ausgeprägten Risiko behaftet. Diese Risiken hängen sehr vom Ausmaß der Erkrankung, dem Zustand der Patientin, Art der Operation und natürlich auch von der Erfahrung des Operateurs ab. Die Risiken erstrecken sich von kleinen Wundheilungsstörungen bis hin zu schwersten Einschränkungen der Organ- und Körperfunktionen. Es ist verständlich, daß bei einem ausgeprägten Befund, d.h. bei einer schweren Endometriose, mit einem wesentlich höheren Risiko zu rechnen ist. In bestimmten Fällen ist die Entfernung von Endometrioseherden ähnlich schwierig wie das Entfernen von Carcinomen (Krebsgewebe). Starke entzündliche Prozesse, narbige Veränderungen, kaum mehr identifizierbare Organstrukturen stellen den Operateur oft vor sehr schwierige Situationen. Hier kann ein radikales Vorgehen, d.h. Entfernen von Organen, sogar für die Patientin ein geringeres Risiko darstellen als der Versuch, Organe um jeden Preis erhalten zu müssen. Entscheidend für oder gegen eine Operation ist das Abwägen der zu erwartenden Risiken. Dies kann nur in Absprache mit der Patientin im Rahmen eines ausführlichen Aufklärungsgespräches erfolgen.

8. Operation und Hormone

Neben der operativen Therapie ist die hormonelle Behandlung von Endometriose als wesentlicher Bestandteil eines Therapiekonzeptes zu sehen. Das Prinzip einer Operation ist jedoch, Endometrioseherde vollständig zu entfernen. Gelegentlich wird aufgrund einer ungünstigen Lokalisation der Endometriose oder ausgedehnten Befunden eine vollständige Therapie unmöglich. Hier ist eine nach der Operation begonnene Hormontherapie über einen bestimmten Zeitraum sinnvoll.

Durch die hormonelle Therapie **vor** einer Operation besteht die Möglichkeit, ausgedehnte Organveränderungen so zu verkleinern, daß die Operation leichter durchführbar und damit risikoärmer wird. Eine Schrumpfung der Endometrioseherde und Verringerung der Durchblutung reduziert das entstehende Trauma und das damit verbundene Blutungsrisiko. In vielen Fällen kann somit ein Bauchschnitt durch eine endoskopische Operationstechnik ersetzt werden.

Eine hormonelle Behandlung **nach** einer Operation unterliegt der individuellen Entscheidung des Operateurs. Bei einer vollständigen chirurgischen Therapie kann meist auf eine weitere Behandlung verzichtet werden. Wir empfehlen den Patientinnen nach der Operation erst ohne Hormontherapie die Symptomatik und den Verlauf zu beobachten, um den Erfolg der Operation verifizieren zu können. Bei ausgedehnten Befunden und einem unzureichenden chirurgischen Eingriff sollte eine weitere Therapie, z.B. Hormontherapie, unmittelbar an den Eingriff angeschlossen werden. In zweifelhaften Fällen sollte primär abgewartet werden, um erst beim Auftreten von Symptomen mit einer zusätzlichen konservativen Therapie zu beginnen. Für Sterilitätspatientinnen kommen ebenfalls individuelle Therapiekonzepte zur Anwendung (s. Kapitel III - Medikamentöse Therapie).

Die operative Behandlung der Endometriose ist einer der wichtigsten Therapieverfahren dieser Krankheit. Aufgrund der unklaren Genese und der Pathophysiologie dieser Erkrankung kann trotz einer Operation nicht immer eine Heilung erzielt werden. Das chirurgische Therapiekonzept ist von sehr vielen Faktoren abhängig und kann nur in Abwägung der Symptome, des lokalen Befundes, des Alters der Patientin und ihrer Bedürfnisse festgelegt werden.

III. Die medikamentöse Therapie der Endometriose

1. Behandlungsprinzipien

Die verschiedenen Behandlungsmöglichkeiten, die in den letzten Jahren auf operativem und medikamentösem Sektor zur Rückbildung oder Heilung einer Endometriose entwickelt wurden, sind letztlich alle mit dem Problem eines unbefriedigenden Dauererfolges behaftet. In vielen Fällen tritt die Endometriose nach anfangs erfolgreicher Behandlung wieder auf. Die Endometriose ist eine chronische, rezidivierende (immer wieder aufflackernde) Erkrankung - möglicherweise eine Systemerkrankung - und nur ein permanenter Entzug der stimulierend wirkenden Östrogene ist in der Lage, auf Dauer Beschwerdefreiheit und die Rückbildung der Erkrankung zu erzielen. Insofern ist die beidseitige Entfernung der Eierstöcke - mit oder ohne Gebärmutterentfernung - das einzige Therapieprinzip, das vor Rezidiven schützt.

Da die Endometriose aber eine Erkrankung in den Jahren der Geschlechtsreife ist und 2/3 aller Patientinnen jünger als 35 Jahre sind (10% sind jünger als 20 Jahre), ist diese dargestellte radikale operative Behandlung heute ausschließlich nur noch bei Rezidiverkrankungen in fortgeschrittensten Stadien mit gleichzeitigem Befall und Beeinträchtigung der Funktion von Nachbarorganen zu vertreten. Je nach Alter der Patientin ist abzuwägen, ob bei einer Harnleiterendometriose mit Stauungsniere und Nierenschäden oder bei einer die Darmfunktion beeinträchtigenden Endometriose des Enddarmes eine Teilentfernung dieser befallenen Organe mit Anastomosierung (das von Endometriose befallene Stück Darm wird herausgeschnitten und die gesunden Darmenden werden wieder aneinander genäht) die Behandlung der Wahl ist, oder aber eine Gebärmutterentfernung mit beidseitiger Entfernung der Eierstöcke. Solange funktionsfähige Eierstöcke oder Reste von Eierstöcken mit zyklischer Produktion von Östrogenen vorhanden sind, beträgt das Rezidivrisiko nach konservativer operative Endometriosebehandlung 20 bis 40% für einen Nachuntersuchungszeitraum von 5 Jahren.

Um die Behandlung der Endometriose im Einzelfall zu verbessern, sind unter Berücksichtigung der Faktoren Alter, Kinderwunsch und Familienplanung in den 80er Jahren Behandlungsempfehlungen zur stadiengerechten Endometriosetherapie entwickelt worden[21]. Diese nach dem Schweregrad orientierte Behandlung hat sich in den letzten 10 Jahren durchgesetzt und sicher dazu beigetragen, unnötige Entfernungen von Gebärmutter und Eierstöcken zu vermeiden. Die Problematik der Rezidiverkrankung wurde jedoch nicht gelöst. Neuere Untersuchungen zur feingeweblichen Struktur, zur hormonellen Abhängigkeit, zur Immunologie und zu den Stoffwechselvorgängen der Endometriose haben Erkenntnisse vermittelt, die von klinischer Bedeutung sind. Im Rahmen der diagnostischen Abklärung muß nach heutiger Auffassung die Behandlung der Endometriose wesentlich gründlicher und umfassender untersucht werden, um dann eine individuelle Behandlung festzulegen, die nicht so sehr den Schweregrad, sondern vor allem die Aktivität, das Wachstumsverhalten und die Beschwerden der Erkrankung berücksichtigt.

Grundsätzlich stehen uns endokrine, ablative und symptomatische Behandlungsmöglichkeiten zur Verfügung (Tab. 1):

Endokrine Therapie	Ablative Therapie	Symptomatische Therapie
• Gestagene • Danazol • Gestrinon • GnRH-Agonisten • Ovarektomie – Entfernung der Eierstöcke	• Koagulation - Zerstörung durch Erhitzen • Vaporisation -Entfernung durch „Verkochung" • Excision - Entfernung durch Herausschneiden	• Bäder • Schmerzmittel • Pflanzliche Medikamente • PG-Synth.-Inhib. • Orale Kontrazeption - Pille • Hysterektomie – Entfernung der Gebärmutter

Tab. 1   Behandlungsmöglichkeiten bei Endometriose

Therapieziel der **symptomatischen** Behandlung ist die Beseitigung der endometriosebedingten Beschwerden, ohne die Krankheit selbst heilen zu wollen. Das **endokrine** Therapieprinzip wirkt auf den Hormonhaushalt ein und beruht auf unterschiedlich intensiver und unterschiedlich langer Unterdrückung der Östrogenproduktion in den Eierstöcken, was durch verschiedene Medikamente und auch durch die chirurgische Entfernung der Eierstöcke zu erreichen ist. Bei den **ablativen** Therapieverfahren werden die krankhaften Endometrioseherde und -zysten entfernt, aber die gesunden Organteile bleiben erhalten. Dazu zählen alle chirurgischen Techniken, die die pathologischen Veränderungen an den Organen (Endometrioseherd, Endometriosezyste, Narben und Verwachsungen) beseitigen und gesunde Organteile erhalten (konservative ablative Therapie) oder befallene Organe komplett entfernen (radikale ablative Therapie). Neuere Untersuchungen[22,23] haben gezeigt, daß anläßlich einer Bauchspiegelung oder einer Operation durch Bauchschnitt die verschiedenen anzuwendenden Verfahren der „Verkochung der Endometrioseherde", bei denen diese durch Hitze oder Hochfrequenzstrom zerstört werden, und auch die Vaporisationsverfahren durch verschiedene Laser im Behandlungsergebnis gleichwertig sind.

Da die Endometriose eine gutartige Erkrankung ist, deren Entartungsrisiko deutlich unter 1% liegt, ist es im Einzelfall sinnvoll, lediglich die endometriosebedingten Symptome, vor allem die Schmerzen zu behandeln. Hierzu eignen sich besonders nicht-steroidale Antirheumamittel, das sind Substanzen, die den Prostaglandinstoffwechsel beeinflussen und somit die Entzündungsreaktion und die Verkrampfungen und die dadurch bedingten Schmerzen vermindern, sowie die Gruppe der Gelbkörperhormone. Der differenzierte Einsatz dieser Medikamente ist im Rahmen umfangreicher Studien zur Behandlung der Menstruationsbeschwerden von Zahradnik und Mitarbeiter[24] dargestellt worden.

Nachdem die diagnostische Bauchspiegelung mit histologischer Untersuchung der Endometriose die notwendigen Daten zum Ort des Endometriosebefalls, zum Schweregrad und zum Aktivitätsgrad der Endometriose geliefert hat, muß unter Einbeziehung der persönlichen Situation der Frau und unter Berücksichtigung der geklagten Beschwerden eine Behandlungsstrategie entwickelt werden.

2. Symptomatische Behandlungen

Ist der frauenärztliche Untersuchungsbefund unauffällig und lassen sich durch Ultraschall zystische oder tumoröse Veränderungen ausschließen oder liegt auf Grund der Bauchspiegelung nachgewiesenermaßen eine Endometriose geringen Schweregrades vor, so kann es im Einzelfall richtig sein, nur die endometriosebedingten Beschwerden - Menstruationsbeschwerden, Schmerzen direkt vor der Menstruationsblutung, zyklisch auftretende Unterbauchschmerzen - zu behandeln (s. Kapitel VII - Schmerztherapie). Wichtig ist eine sorgfältige Anamnese, da Menstruationsbeschwerden und Unterleibskrämpfe auch psychische Ursachen haben können oder durch Veränderungen im Bereich der Haltebänder der Gebärmutter oder der Muskulatur des Beckenbodens bedingt sein können.

Medikamentöse Schmerzbehandlung

Bei endometriosebedingten, eher krampfartigen, tief im kleinen Becken auftretenden und gelegentlich in die Leisten und Oberschenkel ausstrahlenden Schmerzen können peripher wirkende Schmerzmittel, wie die oben erwähnten Prostaglandinhemmer, effektiv eingesetzt werden. Prostaglandine sind Substanzen, die von den Endometrioseherden selbst und bei der entzündlichen Abwehrreaktion des Körpers gegen die Endometrioseherde freigesetzt werden und die natürlich auch in der normalen Gebärmutterschleimhaut während der Mechanismen der Menstruationsblutung gebildet werden. Diese Substanzen führen zur Verkrampfung der glatten Muskulatur (Gebärmutter und Haltebänder der Gebärmutter) und zur Verengung der Blutgefäße mit den Folgen einer schlechten Durchblutung und schlechten Sauerstoffversorgung der Beckenorgane. Sowohl die Verkrampfung der Muskulatur als auch der Sauerstoffmangel im Gewebe rufen Schmerzen hervor.

Physikalische Maßnahmen

Gerade in solchen Fällen eignen sich auch physikalische und balneologische sowie krankengymnastische Anwendungen[25]. Bewährt haben sich Sitzbäder oder temperaturansteigende Fußbäder von 10 bis 20 Minuten Dauer mit 28 Grad Celsius warmem Wasser bis auf 32 Grad Celsius ansteigend. Durch den Zusatz von Melisse und Rosmarin oder Schafgarbe lassen sich die krampflösenden Effekte dieser physikalischen Maßnahmen steigern. Wenn neben den organischen Symptomen das Beschwerdebild psychosomatisch überlagert wird oder zusätzlich psychische Ursachen eine Rolle spielen, so sollte im schmerzfreien Intervall ei-

ne Behandlung mit psychotrop wirkenden Arzneipflanzen über-
legt werden. Hierfür haben sich Johanniskraut, Passionsblumen-
kraut, Baldrianwurzel und Melissenblätter als geeignet erwiesen.

Bei schweren Verlaufsformen und wenn mit ambulanten Be-
handlungsmaßnahmen kein ausreichender Effekt erzielt wird,
kann die Verordnung einer konsequenten Badekur, insbesondere auch die Anwendung einer Moorbadekur unter begleitenden
psychotherapeutischen Maßnahmen notwendig sein. Es ist dabei
nicht relevant, ob der nachgewiesene positive Effekt nun primär
an der physikalischen oder balneologischen Anwendung, an
dem Milieuwechsel (Kurorteffekt), an dem geänderten Tagesab-
lauf oder sonstigen mit wissenschaftlichen Methoden schwer
faßbaren Ursachen liegt. Entscheidend ist, daß den Patientinnen
in einem hohen Prozentsatz geholfen werden kann.

Die Wirkungsmechanismen einer Bäderbehandlung mit
Moorapplikationen sind vielschichtig[26]:

● Haut und Schleimhäute werden beeinflußt, indem die Quell-
  fähigkeit und die Wasserstoffionenkonzentration zunehmen
  und dadurch eine Auflockerung der Bindegewebsstrukturen
  stattfindet.
● Huminsäuren und Lipide im Moor beeinflussen den Stoffwechsel, wirken entzündungshemmend durch Unterdrückung der Prostaglandinbildung und Förderung der Ei-
  weißsynthese.
● Ferner werden Hirnanhangsdrüse, Nebennierenrinde und Eierstöcke stimuliert - wahrscheinlich indirekt über eine verbesserte Durchblutung, denn eine direkte Hormonwirkung ist
  unwahrscheinlich, da die Konzentrationen z.b. von Östrogenen in deutschen Mooren extrem niedrig sind.
● Darüber hinaus haben Moorteil- und Moorvollbäder eine
  thermische Wirkung, da die maximale Badetemperatur bis 42
  Grad Celsius gesteigert werden kann.
● Zusätzlich wandeln sich Huminsäurevorstufen zu Huminsäuren um und geben dadurch Wärme frei, so daß Moor ein ag-
  gressiver Wärmeträger ist. Dies wirkt durchblutungsför-
  dernd, krampflösend und entspannend, indem die Blutgefäße weitgestellt werden und der Tonus des sympathischen
  Nervensystems gedämpft wird.

Aufgrund dieser Wirkungsmechanismen wird verständlich,
daß physikalische und balneologische Maßnahmen besonders

die Beschwerden endometriosebedingter Folgeschäden (Narben, Verwachsungen, Durchblutungsstörungen) und Beschwerden nach operativer Endometriosebehandlung günstig beeinflussen können. Schwellung des Gewebes mit Wassereinlagerung und Begleitentzündung, Bildung von überschießendem Bindegewebe und Vernarbungen, schlechte Durchblutung mit Sauerstoffmangel im Gewebe und Störung des Prostaglandinstoffwechsels sowie psychosomatische Beschwerden, die aufgrund wiederholter vergeblicher klassischer Endometriosebehandlungen auftreten können, sind ein klarer Grund, Resorptionskuren, wie sie für die chronischen Stadien genitaler Entzündungen angewendet werden, oder Stimulationskuren, wie sie sich bei funktioneller Leistungsschwäche der Eierstöcke bewährt haben, zu verordnen.

Pflanzliche Medikamente

Bei Anwendung von krampflösenden und damit auch schmerzlindernden Arzneipflanzen ist zwischen der Behandlung akuter Schmerzzustände und einer prophylaktischen Behandlung zu unterscheiden. Dies gilt auch für Unterbauchschmerzen und Menstruationsbeschwerden. Zur Akutbehandlung von Regelschmerzen werden Anwendungen mit definierten Pflanzeninhaltsstoffen, wie beispielsweise den Alkaloiden, oder mit partiell synthetisch hergestellten Derivaten, wie beispielsweise Butylskopolamin, gewählt. Dies gilt auch für gerinnungshemmende Stoffe wie die Acetylsalizylsäure. Salizylsäurederivate sind in den Zweigrinden verschiedener Salixarten enthalten, wie beispielsweise der Weidenrinde. So hat sich die frühzeitige Einnahme niedrig dosierter Acetylsalizylsäure (beispielsweise 3x100 mg am ersten Tag der Periodenblutung) zur Linderung von Menstruationsbeschwerden bewährt. Bei leichten Menstruationskrämpfen ist die Einnahme der pflanzlichen krampflösenden Mitteln noch vor Eintritt der Blutung notwendig. Dazu gehören vor allem Schafgarbenkraut und Gänsefingerkraut, die als Tee verordnet werden können.
Darüber hinaus kennt die homöopathische Medizin verschiedene Kombinationspräparate, um die Neigung zu dysmenorrhoischen Beschwerden abzubauen. Neben der lokalen Wärmeanwendung können Belladonna, Chamomilla und Magnesiumphosphoricum sowie Viburnum opulus in Tabletten- oder Tropfenform erfolgreich eingesetzt werden[27].

3. Hormonelle Therapien

Als Medikamente für die hormonelle Endometriosebehandlung stehen uns in Deutschland Gelbkörperhormone, Danazol und verschiedene GnRH-Agonisten zur Verfügung. Grundsätzlich können diese Substanzen vor einer geplanten Operation (Tab. 2), nach einer durchgeführten Operation (Tab. 3) und im Rahmen einer Drei-Phasen-Therapie (Tab. 4) eingesetzt werden. Eine hormonelle Behandlung vor einer geplanten Operation ist sinnvoll, um eine Rückbildung der Endometrioseabsiedelungen und die Verkleinerung von Endometriosezysten zu erzielen. Damit wird das Ausmaß der Operation und eine operationstechnisch nicht zu vermeidende Verletzung der Organe reduziert, die Operation technisch erleichtert und ihre Dauer verkürzt.

Obwohl es nach einer chirurgischen Endometriosesanierung grundsätzlich keinen Grund für eine medikamentöse Nachbehandlung gibt - alle mit dem Auge sichtbaren oder tastbaren Veränderungen sind ja bei erfolgreicher Operation komplett entfernt worden -, zeigt die klinische Praxis, daß auch hier klare Gründe für eine Nachbehandlung vorliegen. Verschiedene Untersuchungen haben gezeigt, daß in der näheren oder weiteren Umgebung von mit dem Auge sichtbaren Endometrioseherden mikroskopisch kleine Absiedelungen verbleiben und aktiv weiterwachsen, so daß das Wiederaufflackern der Erkrankung nach einer chirurgischen Behandlung oft eine weiterfortschreitende, chirurgisch nicht komplett beseitigte Erkrankung ist. Da gerade junge, wachstumsaktive Endometrioseherde gut auf eine medikamentöse Behandlung ansprechen, sollte bei diffuser Aussaat der Endometrioseherde im Bereich des Bauchfells grundsätzlich wegen des Problems der „mikroskopisch kleinen Restimplantate" nachbehandelt werden. Ferner hat die Tatsache, daß eine invasive Endometriose immer mit begleitenden Entzündungsreaktionen und bindegewebigen Vernarbungen einhergeht und die Erkrankung keine natürlichen Gewebegrenzen respektiert, schon oft den Operateur vor technische Schwierigkeiten gestellt. Eine ausgedehnte Endometriose im kleinen Becken ist schwieriger zu operieren als eine umfangreiche radikale Operation bei Krebserkrankung der Gebärmutter! Ferner hat sich die vor vielen Jahren von Semm entwickelte Drei-Phasen-Therapie der Endometriose in der Praxis bewährt[28]. Hier können im zweiten Therapieschritt Gelbkörperhormone, Danazol oder GnRH-Agonisten über einen Zeitraum von 3 bis 6 Monaten eingesetzt werden.

1. **Bei schwerer Endometriose:**	3. **Bei extragenitaler Endometriose:**
• zur Verkleinerung der Implantate (Absiedelungen) • zur Verminderung des operativen Traumas • zur Verminderung der Vaskularisation	• zur Beseitigung der Symptomatik • zur Verkleinerung des zu resezierenden Organteils
2. **Bei Endometriosezysten:**	4. **Bei endometriosebedingter Sterilität**
• Verkleinerung der Zysten • Erleichterung organerhaltender Operationen • Ermöglichung von Pelviskopie statt Laparotomie (Bauchspiegelung statt Bauchschnitt)	• Verringerung des Operations-Ausmaßes • Verkürzung der Operationszeit • Verminderung intraoperativer Blutung

Tab. 2 Indikationen zum präoperativen Einsatz von Medikamenten

---

1. **Bei unvollständiger Operation**

• wegen Blutungskomplikationen
• wegen technischer Schwierigkeiten bei der Resektion
• wegen Verletzungsrisiko für Nachbarorgane

2. **Bei Verdacht auf mikroskopische Implantate (Absiedelungen):**

• bei diffus kleinherdiger Endometriose
• als Zusatzbefund bei Ovarialendometriomen
• bei fraglichen Resten in Narben

3. **Bei Rezidivsymptomatik (Wiederaufflackern):**

• wenn Verdacht auf inkomplette operative Sanierung
• wenn Palpationsbefund unauffällig
• wenn differentialdiagnostisch keine anderen Erkrankungen zu erwägen sind

Tab. 3 Indikationen zum postoperativen Einsatz von Medikamenten

Phase I:	
Diagnostische Pelviskopie	mit operativer Beseitigung leicht erreichbarer Herde und Zysten
Phase II:	
Medikamentöse Therapie	zur Regression der Endometriose zur Beseitigung mikroskopischer Implantate zur Verminderung der Vaskularisation zur Vermeidung einer Laparotomie
Phase III:	
Re-Pelviskopie	mit Sanierung von Endometrioseresten Excisionen von Narben und Fibrose Resektion von Adhaesionen (Verwachsungen) Beseitigung mechanischer Sterilitätsfaktoren

Tab. 4   Schema der Drei-Phasen-Therapie nach Semm:

Untersuchungen der letzten Jahre haben zwar deutlich gemacht, daß

- zahlreiche lokale und systemische Mechanismen für die Entstehung und Ausbreitung einer Endometriose wichtig sind,
- hormonelle Substanzen im Blutkreislauf, Hormonsubstanzen in der Bauchfellflüssigkeit sowie lokale Gewebehormone für Wachstums- und Rückbildungsprozesse verantwortlich sind,
- immunologische Faktoren auf der Ebene von Abwehrzellen und systemisch als Antikörper im Blut und Douglassekret eine Rolle spielen,

jedoch ist die hormonelle Steuerung durch Östrogenhormone aus den Eierstöcken am besten untersucht und als einziger pathogenetischer Mechanismus in der wissenschaftlichen Literatur unumstritten. Klinische Untersuchungen sowie In-vivo- und In-vitro-Studien belegen, daß Östrogeneinfluß zum Wachstum und zum Fortschreiten der Erkrankung notwendig ist und daß der Mangel an Östrogenen zur Rückbildung und Schrumpfung führt. Dies ist die Grundlage für die Wirkung der verschiedenen Substanzen zur hormonellen-medikamentösen Endometriosebehandlung.

Behandlung mit Gelbkörperhormonen

Die tägliche Einnahme von Medikamenten aus der Gruppe der Gelbkörperhormone hat als Behandlungsprinzip bei der Endometriose weltweit breite Anwendung gefunden. Gelbkörperhormone unterdrücken natürlicherweise in der zweiten Zyklushälfte nach dem Eisprung die Aktivität von Zwischenhirn und Hirnanhangsdrüse und bremsen dadurch die Östrogenbildung in den Eierstöcken. Durch tägliche Einnahme wird das Verhältnis der Östrogenhormone und Gelbkörperhormone im Blut zugunsten der Gelbkörperhormone verschoben. Dies führt an der Gebärmutterschleimhaut zu einem Bremseffekt auf ihr Wachstum. Die Gebärmutterschleimhaut bereitet sich durch Einlagerung von Nährstoffen für die Eieinnistung vor (Dezidualisierung). Diese Veränderungen sollen durch tägliche Gelbkörperhormongaben auch in Endometrioseherden erzeugt werden können. In Deutschland stehen folgende Substanzen zur Verfügung: Lynestrenol, Norethististeronacetat, Medrogeston, Medroxyprogesteronacetat und Dydrogesteron.

Diese Behandlung bietet den Vorteil einer guten Verträglichkeit, da östrogene Nebenwirkungen fehlen. Um jedoch eine ausreichende deziduale Umwandlung mit nachfolgendem Zelltod und Auflösung der Endometrioseherde zu erzielen, ist eine gleichzeitige Östrogengabe erforderlich. Die kontinuierliche Gelbkörperhormonmedikation unterdrückt aber die körpereigene Östrogenproduktion der Eierstöcke, so daß niedrige Östrogenspiegel im Blut und dadurch bedingte Durchbruchsblutungen in der Gebärmutter die Folge sind. Durch stufenweise Erhöhung der Tagesdosis oder durch zusätzliche Östrogengabe (kontinuierliche Einnahme eines monophasischen oralen Kontrazeptivums) lassen sich die Blutungsstörungen beherrschen. Je höher aber die täglich gegebene Hormonmenge wird, um so häufiger kommt es zu relevanten Nebenwirkungen wie Gewichtszunahme, Stimmungsschwankungen, Neigung zu depressiven Verstimmungen, Brust- und Kopfschmerzen. Außerdem müssen bei den Norethististeronderivaten Veränderungen des Fett- und Zuckerstoffwechsels berücksichtigt werden, da diese die Eigenschaften haben, in geringem Grade so wie männliche Hormone zu wirken. Bei zusätzlicher Östrogengabe besteht in manchen Fällen das Risiko für venöse Thrombosen oder eine Erhöhung des Blutdruckes.

Die klinischen Daten in den verschiedenen Untersuchungen über die Besserung der Endometriosebeschwerden schwanken zwischen 60 und 80% (Tab. 5). In der Literatur sind Schwangerschaftsraten nach sechs- bis zwölfmonatiger Gelbkörperhormontherapie mit oder ohne zusätzlicher Östrogenkomponente von 5 bis 90% publiziert worden, je nach Stadium der Erkrankung, Auswahl der Patientinnen, sonstiger zusätzlicher vorliegender Sterilitätsfaktoren (Fruchtbarkeit des Ehemannes) und je nach statistischer Berechnungsart. Die Rezidivrate wird bei einer nur zweijährigen Nachbeobachtung mit 16 bis 34% angegeben. Schlechte Zykluskontrolle und erneut wiederauftretende Endometriosebeschwerden sind die Hauptnachteile der alleinigen Gelbkörperhormontherapie.

Medikation	Erfolg	Rezidiv	Gravidität	Autor
Dydrogesteron	94%	53%	52%	Johnston 1976
Medroxyprogesteronacetat (MPA)	100%	9%	56%	Moghissi 1976
Lynestrenol	86%	nb	32%	deWilde 1991
Dienogest	90%	nb	33%	Köhler 1991

Tab. 5   Behandlungsergebnis mit verschiedenen Gelbkörperhormonen
● nb = nicht berichtet

Neuere tierexperimentelle Untersuchungen an Affen, die an Endometriose litten und denen operativ die Eierstöcke entfernt worden waren, ergaben, daß sowohl die alleinige Gabe von Östrogenen als auch die alleinige Gabe von Gelbkörperhormonen das Wachstum der Endometriose unterhalten. Damit ergeben sich grundsätzliche Zweifel darüber, ob Eierstockshormone überhaupt zur Heilung einer Endometriose geeignet sind. Deswegen wird zum gegenwärtigen Zeitpunkt empfohlen, eine niedrig dosierte Gelbkörperhormon-Dauertherapie nur dann einzusetzen, wenn die Beseitigung der subjektiven Beschwerden erwünscht, aber eine Ausheilung der Endometriose nicht das Therapieziel ist. Damit gehört die niedrig dosierte Gelbkörperhormontherapie eigentlich zur bereits oben dargestellten symptomatischen Behandlung der Endometriose.

Inwieweit eine hochdosierte Gelbkörperhormonbehandlung eine anhaltende Rückbildung der Endometriose oder möglicherweise sogar Ausheilung erzeugen kann, ist Gegenstand aktueller wissenschaftlicher Untersuchungen. So berichteten finnische Arbeitsgruppen über Heilungsraten von über 60% durch die Gabe von 100 mg Medroxyprogesteronacetat pro Tag und wir selbst haben durch die Gabe von 75 mg Medrogeston pro Tag ähnlich gute Erfolge, die mittels Bauchspiegelung objektiv kontrolliert wurden, gesehen. Nachuntersuchungsstudien werden in Zukunft klären, ob diese Erfolge von langer Dauer sind.

Behandlung mit Danazol

Danazol wirkt einerseits bremsend auf die Bildung und Freisetzung von Steuerhormonen aus der Hirnanhangsdrüse, wodurch die zyklischen Veränderungen und der Eisprung komplett unterdrückt werden. Andererseits werden auf der Ebene der Eierstöcke direkt in den Eibläschen die Zellen gebremst, die Eierstockshormone produzieren. So kommt es zu einer Hemmung des Eibläschenwachstums, zu erniedrigten Östrogenspiegeln im Blut, zum Ausfall des Eisprungs und damit zum Fehlen der Gelbkörperhormonphase, was zum völligen Ausfall der Gelbkörperhormonproduktion in den Eierstöcken führt. Darüber hinaus hat Danazol selbst direkte gelbkörperhormonähnliche und auch den männlichen Hormonen ähnliche Wirkungen am Endometrioseherd, die noch durch hohe Konzentrationen des biologisch freien, von den Eierstöcken selbst gebildeten Testosterons verstärkt werden. Als zusätzlicher Wirkungsmechanismus ist die Beeinflussung des Immunsystems von Bedeutung, da sowohl die Zahl als auch die Konzentration von Auto-Antikörpern bei Endometriosepatientinnen unter Danazolbehandlung absinken. Neben zahlreichen, allerdings oft nur geringgradig ausgeprägten Nebenwirkungen, die die Patientinnen empfinden und sie unter Umständen in ihrem Wohlbefinden beeinträchtigen (Tab. 6), ist die medizinisch relevanteste unerwünschte Nebenwirkung die Beeinträchtigung des Fettstoffwechsels und des Leberstoffwechsels. Eiweißsubstanzen, die Cholesterin im Blut transportieren, werden in ihrem Verhältnis zueinander verschoben, so daß theoretisch das Risiko einer Arteriosklerose bei Langzeitanwendung diskutiert werden muß[29]. Aus diesen Gründen ist nach heutiger Auffassung die Behandlungsdauer auf sechs Monate im Normalfall zu begrenzen. Alle durch Danazol verursachten biochemischen Veränderungen sind zwei bis sechs Wochen nach der letzten Einnahme voll zurückgebildet - das gilt auch für die Leberstoffwechsel- und Fettstoffwechselveränderungen.

Androgene Nebenwirkungen	
● Gewichtszunahme	über 40%
● Akne	20
● Hirsutismus, Haarausfall, Stimmveränderung	unter 20%
Hypoöstrogene Nebenwirkungen	
● Brustverkleinerung, Stimmungsschwankungen, Libidoverminderung, Hitzewallungen	unter 20%
Systemische Nebenwirkungen	
● Kopfschmerzen, Muskelkrämpfe, Übelkeit, Ödeme, Aggressivität	unter 20%

Tab. 6   Nebenwirkungen der Danazolbehandlung

Behandlung durch Blockade der Hirnanhangsdrüse

Während Danazol die Aktivität der Hirnanhangsdrüse nur zum Teil unterdrückt und die Östrogenbildung in den Eierstöcken etwa auf dem Level der frühen Eibläschenwachstumsphase arretiert, kommt es durch den therapeutischen Einsatz der GnRH-Agonisten zu einer kompletten Blockade der Hirnanhangsdrüse und als Folge davon zu einem Abfall der Konzentrationen der Eierstockshormone in einen Bereich, wie er nach den Wechseljahren charakteristisch ist.

Die Hirnanhangsdrüse, die mit ihren Steuerhormonen (follikelstimulierendes Hormon FSH und Luteinisierungshormon LH) die zyklische Tätigkeit der Eierstöcke reguliert, wird ihrerseits durch sogenannte „Nervenhormone" vom Zwischenhirn aus gesteuert. Diese Nervenhormone sind biochemisch einfach aufgebaute Substanzen (ein Eiweiß aus einer Kette von 10 Aminosäuren, wie eine Perlenkette mit 10 Perlen), die nur an Zellen wirken, die für dieses Neurohormon Rezeptoren haben. Rezeptoren sind wie Schlüssellöcher in den Zellwänden, wobei das jeweilige Nervenhormon als „Schlüssel" im Blut zirkuliert. Nur an Zellen mit geeigneten Schlüssellöchern können diese Substanzen wirken. So ist es gelungen, bei dem natürlichen Neurohormon GnRH die Perlen in Position 6 und 10 zu vertauschen und diese so entwickelten Substanzen heißen GnRH-Analoga. Sind diese in gleichmäßigen Spiegeln im Blut, besetzen sie die Schlüssellöcher in den Zellen der Hirnanhangsdrüse, können aber „das Schloß nicht aufschließen", da der Bart des Schlüssels verändert wurde. So werden alle Schlüssellöcher blockiert und die Hirnanhangsdrüse treibt die Eierstöcke nicht mehr an. Zwar befreit der körpereigene „Schlüsseldienst" nach und nach die so blockierten Schlüssellöcher, jedoch wird sofort jeder freigewordene Rezeptor wieder durch ein verändertes Neurohormon - nämlich das Medikament - besetzt und somit blockiert. Mit diesen Substanzen ist das Therapieprinzip des zeitlich begrenzten, voll umkehrbaren, aber kompletten Östrogenentzuges bei Endometriose vollständig erfüllt. Andere Wirkungsmechanismen der GnRH-Agonisten auf Endometrioseherde und auf das Immunsystem konnten bisher nicht nachgewiesen werden. Ferner fehlen auch negative Beeinflussungen der Stoffwechselvorgänge im Organismus, wie sie unter Gelbkörperhormontherapie und Danazolbehandlung beobachtet wurden.

Obwohl diese Substanzen aus medizinischer Sicht nur an der Hirnanhangsdrüse wirken, treten für die behandelte Patientin in unterschiedlichem Ausmaß und in unterschiedlicher Intensität Nebenwirkungen auf, die dadurch bedingt sind, daß die Östrogenproduktion der Eierstöcke vollständig zum erliegen kommt. So ist es verständlich, daß die Nebenwirkungen etwa das Spektrum an Beschwerden umfassen, die auch von Frauen in den Wechseljahren geklagt werden (Tab. 7).

Beschwerden	% Patientinnen
Hitzewallungen	über 80%
trockene Vagina	60%
Schweißausbrüche	50%
Libidoverlust	über 30%
Stimmungsschwankungen	über 20%
Kopfschmerzen, Depressionen, vaginaler Fluor	unter 20%
Schmierblutungen	10%
Gewichtszunahme (mehr als 2 kg)	unter 10%

Tab. 7 Nebenwirkungen der Behandlung mit GnRH-Agonisten (Blockade der Hirnanhangsdrüse)

Während ein Teil der Frauen überhaupt keine wechseljahresähnlichen Nebenwirkungen beobachtet, sind es vor allen Dingen Hitzewallungen und Schweißausbrüche, die von einer großen

Anzahl von Frauen als mehr oder weniger unangenehm empfunden werden. Intensive Nebenwirkungen, die zum Abbruch
der Behandlung zwingen, sind extrem selten. Unter den objektiven Nebenwirkungen ist allerdings die Demineralisierung (Ab-
nahme des Kalkgehaltes) des Knochens durch den Mangel an
Östrogenen von Bedeutung. Während ältere Untersuchungen,
die die Knochendichte nicht mit modernen und extrem aufwen-
digen Meßmethoden untersucht haben, widersprüchliche Ergebnisse zeigten, haben neuere Messungen mit der qualitativen
Computertomographie (QCT) und der Dual-Energy-Xray-Absor-
tiometrie (DPX, DEXA) gezeigt, daß die Demineralisierungsrate
je nach Intensität des Östrogenentzuges 3 bis 12% beträgt. Der
in den Studien gemessene mittlere Verlust an Kalk im Knochen
gibt allerdings wenig Informationen darüber, wie hoch das Risiko im individuellen Einzelfall ist. Nach Absetzen der Medikation
kommt es zwar zu einem Wiederanstieg der Knochendichte, die
aber ebenfalls individuell erheblich schwankt. Nach vorläufigen
Untersuchungen sind ca. 18 Monate nach dem Therapieende
notwendig, um die Knochendichtewerte wieder zu erreichen,
die vor der Behandlung gemessen wurden.

Für eine knochenstoffwechselgesunde Frau ist ein wie-
derrückbildungsfähiger Kalkverlust im Knochen von ca. 6% klinisch völlig unbedeutend und entspricht den Werten, die auch
natürlicherweise während der Stillperiode auftreten. Dennoch
sollte eine GnRH-Agonisten-Behandlung aus den dargestellten
Gründen nur über sechs Monate durchgeführt werden. Sollen
wegen wiederaufgetretener Endometriosekrankheit zum zwei-
tenmal bei derselben Patientin GnRH-Agonisten zur Behandlung
eingesetzt werden, so sollte grundsätzlich zuvor eine genaue
Abklärung des Knochenstoffwechsels erfolgen.

Die Wirksamkeit der GnRH-Agonisten auf die Endometrioseabsiedelungen und auf Endometriosezysten ist mit dem Effekt
einer Danazoltherapie identisch. Die verschiedenen GnRH-Agonisten, die heute in der Praxis eingesetzt werden, unterscheiden
sich in ihrer biologischen Wirksamkeit im Vergleich zum natürlichen Nervenhormon, dem Luteinisierungs-Releasing-Hormon
(LH-RH), und in ihren Möglichkeiten der Verabreichung. Da es
sich um Eiweißsubstanzen handelt, die bei einer Aufnahme über
den Magen-Darm-Kanal in ihre Bausteine zerlegt werden, können sie nicht in Tropfen oder Tablettenform eingenommen werden. Also sind andere Wege nötig, um diese Substanzen unverändert in den Blutkreislauf gelangen zu lassen. In Form von
Sprühstößen verabreichte Substanzen als Nasenspray haben den

Vorteil einer kürzeren Wirkungszeit und einer besseren Steuerbarkeit. Der Nachteil liegt in der ungleichmäßigen, zum Teil sehr schlechten Aufnahme durch die Nasenschleimhäute und damit die im Einzelfall nicht ausreichende Unterdrückung der Funktion von Hirnanhangsdrüse und Eierstöcken. Darüber hinaus haben viele Patientinnen Probleme damit, daß sie alle 8 oder alle 12 Stunden daran denken müssen, die Substanz gewissenhaft zu applizieren (Compliance-Probleme). Täglich als kleine Injektionen unter die Haut zu spritzende Substanzen (ähnlich wie die Insulinspritzen) sind effektiv und gut steuerbar, jedoch für die Patientin belästigend und u. U. schmerzhaft und wenig tolerabel. Zur Endometriosetherapie haben sich deshalb Depot-Applikationsformen als für die Patientin angenehme und mit sicherer Suppression (Unterdrückung) einhergehende praktikable Behandlungen durchgesetzt. Bei gleicher Wirksamkeit muß anhand des subjektiven Nebenwirkungsprofils entschieden werden, ob zur medikamentösen Endometriosebehandlung zuerst Danazol oder zuerst ein GnRH-Agonist eingesetzt werden soll. Eine Patientin mit Gewichtsproblemen, mit anamnestisch bekannter Pubertätsakne oder mit Fettstoffwechselrisiken in der Familie sollte primär mit einem GnRH-Agonisten behandelt werden, während eine schlanke Frau, die sich kalziumarm (ohne Milch oder Milchprodukte) ernährt und keine sportlichen Aktivitäten ausübt, primär mit Danazol therapiert werden sollte. Da die Wirkungsmechanismen dieser Therapieprinzipien unterschiedlich sind, sollte beim Wiederauftreten einer Endometrioseerkrankung nach einer Danazoltherapie mit einem GnRH-Agonisten und umgekehrt behandelt werden. Unter diesen Aspekten stellt das neue Therapieprinzip der GnRH-Agonisten eine sinnvolle und wünschenswerte Erweiterung der medikamentösen Therapiemöglichkeiten dar, ohne bisher bewährte Substanzen wie Gelbkörperhormone und Danazol zu ersetzen.

4. Problematik der endometriosebedingten Sterilität

Auch auf dem Gebiet der Behandlung der endometriosebedingten Sterilität müssen die Therapiekonzepte der 80er Jahre auf Grund neuerer Untersuchungen modifiziert und differenziert werden. Als Leitsatz gilt unverändert, daß so schonend wie möglich behandelt werden soll, um keine ärztlich behandlungsbedingten Sekundärschäden an den Reproduktionsorganen zu verursachen, die dann ihrerseits die Fertilitätschancen reduzieren. Zurückhaltender wird die Indikation sowohl medikamentöser als operativer Verfahren bei Endometriose und Sterilität beurteilt, wenn lediglich minimale oder geringgradige Erkrankungsstadien vorliegen. Mehrere Publikationen der letzten Jahre haben sich mit den Schwangerschaftsraten beschäftigt. So konnten keine Unterschiede zwischen den Gruppen festgestellt werden, bei denen die Endometriose therapiert wurde, und den Gruppen, wo lediglich ohne Endometriosebehandlung abgewartet und der Zyklus genau mittels Ultraschall und Hormonmessungen überwacht oder das Eibläschenwachstum stimuliert wurde. Die jüngsten Zahlen von Adamson und Mitarbeiter[30] scheinen dieses zu bestätigen. Die Interpretationen dieser Studiendaten müssen jedoch sehr sorgfältig vorgenommen werden, weil beispielsweise unterschiedliche Kollektivgrößen, retrospektive Analysen, unterschiedlich lange Sterilitätsdauer und additive Sterilitätsbehandlungen die Ergebnisse verfälschen. So müssen in der dargestellten Untersuchung die Schwangerschaftsraten bei medikamentöser Therapie im ersten Jahr schlechter sein, da in den sechs Monaten, in denen durch die medikamentöse Endometriosebehandlung die Eierstöcke gebremst werden, natürlich auch keine Schwangerschaft eintreten kann. Insofern haben dann Frauen nach operativer Endometriosebehandlung oder bei alleiniger Zyklusüberwachung 12 Monate die Chance, schwanger zu werden, während für die medikamentös behandelte Vergleichsgruppe nur 6 Monate eine Schwangerschaftschance besteht.

Dennoch kann man aus diesen Daten ableiten, daß eine sehr subtile und umfassende Diagnostik zur Sterilität bei Endometriose notwendig ist, da oft zusätzliche Faktoren vorliegen, die für die ungewollte Kinderlosigkeit mitverantwortlich sind. Diese bedürfen dann natürlich einer entsprechenden Behandlung. Im eigenen Untersuchungsgut hatten lediglich 12% von 202 Sterilitätspatientinnen mit histologisch nachgewiesener Endometriose keine anderen Sterilitätsfaktoren. Oft treten Endometriose und ungewollte Kinderlosigkeit gleichzeitig zusammen auf und ursächliche Zusammenhänge, wie sie in den verschiedenen hypothetischen Modellen der endometriosebedingten funktionellen Sterilität postuliert werden, sind unsicher. Insofern sollten medikamentöse und operative Therapieprinzipien bei beschwerdefreien Frauen mit Kinderwunsch und nachgewiesener geringgradiger Endometriose ohne pathologisch-anatomische Schäden an den Reproduktionsorganen (keine Eierstockszysten, keine Verwachsungen, bewegliche und durchgängige Eileiter) zurückhaltend eingesetzt werden. Andererseits haben diese Behandlungen einen klaren Stellenwert und verbessern die Chance, das Therapieziel Schwangerschaft zu erreichen. So konnte durch eine prospektive randomisierte Studie bei geringgradiger Endometriose und Sterilität gezeigt werden, daß eine sechsmonatige Suppressionstherapie mit Goserelin und nachfolgende Beseitigung der geschrumpften Endometriosereste durch Bauchspiegelung einer alleinigen pelviskopischen Sanierung ohne medikamentöse Behandlung überlegen sind. Zusätzlich konnte aktuell auf dem diesjährigen Endometrioseweltkongreß in Québec durch eine kanadische Multizenterstudie, die prospektiv-randomisiert (also alle wissenschaftlich geforderten Kriterien erfüllend) durchgeführt wurde, gezeigt werden, daß im Stadium I und II die Beseitigung der Endometrioseherde durch Bauchspiegelung dem abwartenden Verhalten signifikant überlegen ist und mehr Frauen innerhalb des Nachuntersuchungszeitraumes schwanger wurden [31]. Im individuellen Fall muß nur abgeklärt werden, wann eine Indikation zur Endometriosetherapie bei Sterilität vorliegt - nämlich nur dann, wenn die Endometriose auch eine relevante Ursache für den unerfüllten Kinderwunsch ist. Ein für die Praxis geeignetes pragmatisches Flußdiagramm ist in Abbildung 1 dargestellt.

Im Rahmen einer vollständigen und sorgfältigen Untersuchung aller möglichen Sterilitätsursachen ergibt die diagnostische Bauchspiegelung das Vorliegen einer geringgradigen Endometriose. Damit die makroskopisch faßbaren Veränderungen saniert werden, sollte der diagnostische Eingriff pelviskopisch erweitert werden. Danach sind aber eventuell zusätzlich vorliegende Sterilitätsfaktoren zu korrigieren oder aber - bei sonst regelrechten Befunden - ist ein abwartendes Verhalten bis zu 12 Monaten gerechtfertigt. Erst danach ist je nach Aktivitätsgrad der Endometriose, je nach feingeweblichem Differenzierungsgrad und hormoneller Abhängigkeit eine medikamentöse Therapie über 3 bis 6 Monate notwendig [32]. Da in den geringen Stadien keine ausgedehnten Sekundärschäden vorliegen und makroskopisch sichtbare Pathologie bereits im Rahmen der diagnostisch/operativen Pelviskopie saniert wurde, sollte nach abgeschlossener medikamentöser Endometriosebehandlung zunächst wieder eine Korrektur eventuell vorliegender sonstiger Sterilitätsfaktoren oder eine abwartende Behandlung mit Zyklusüberwachung oder Eierstocksstimulierung bis zu 12 Monaten durchgeführt werden. Erst danach liegt eine Indikation zur Re-Pelviskopie vor. Diese Empfehlung muß in Zukunft durch prospektive randomisierte Studien in den Einzelschritten noch ab-

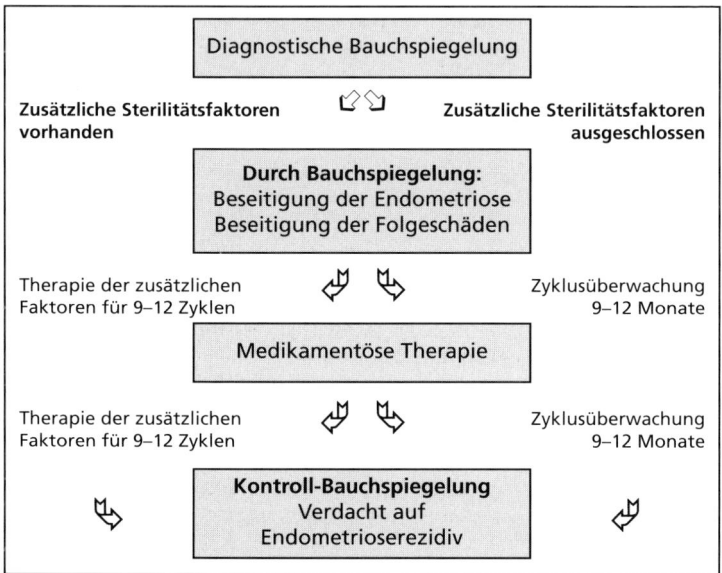

Abb. 1   Praktisches therapeutisches Vorgehen bei Endometriose und Sterilität

gesichert werden. Jedoch ist sie unter der Berücksichtigung bisher vorliegender Untersuchungsergebnisse ein pragmatisches Verfahren, um unnötige Überbehandlungen zu vermeiden.

Die dargestellten zahlreichen Facetten einer auf den individuellen Krankheitsfall und die persönliche Situation der Patientin angepaßten Endometriosebehandlung machen deutlich, wie zwingend eine ausreichende Diagnostik dieser Erkrankung ist und wie relevant das Beschwerdebild und das Alter der Patientin sind. Je nach Therapieziel, welches ein Spektrum von Beschwerdefreiheit über Heilung bis Erfüllung eines Kinderwunsches hat, sind unterschiedlich schonende Operationsverfahren oder aggressive medikamentöse Therapien oder auch nur symptomatische Maßnahmen indiziert. Wir hoffen, daß die Umsetzung dieser Behandlungsstrategien im Einzelfall das Rezidivrisiko vermindert und die therapeutischen Erwartungen von Patientin und Arzt besser erfüllt als standardisierte, nicht angepaßte, grobe Therapieraster der Vergangenheit.

IV. Sterilitätsbehandlung bei Endometriose

1. Die Komplexität menschlicher Fruchtbarkeit

Die „Qualität" der menschlichen Fortpflanzung wird gemeinhin erheblich überschätzt. Die durchschnittliche Schwangerschaftsrate pro Zyklus - und zwar über alle Lebensalter hinweg - beträgt zwischen 15 und 20%. Sie ist im Vergleich zu allen Säugetierspezies ausgesprochen schlecht, wo üblicherweise Schwangerschaftsraten zwischen 80 und 100% pro Zyklus (d.h. Östrus) erreicht werden. Diese relativ geringen Schwangerschaftsraten werden beim Menschen dadurch maskiert, daß hier wiederum sehr viele Zyklen, d.h. 13 pro Jahr, zur Verfügung stehen. Demzufolge ist bei der Frau der Eierstock immer „in Betrieb". Der Mensch gleicht damit die vergleichsweise geringe „Qualität" seiner Fortpflanzungsfähigkeit durch „Quantität" aus. Dies hat zur Folge, daß beim Menschen die Sexualität erheblich aufgewertet ist und vieles spricht dafür, daß der weibliche Orgasmus den Primaten und dem Menschen vorbehalten ist.

Sucht man nach den Ursachen für diese schlechte Fortpflanzungsfähigkeit, so besteht ein direkter Zusammenhang mit der Komplexität unseres Erbgutes (ca. 80.000 Gene) und der hohen Fehlerquote, die sich bei diesem umfangreichen Erbgut einschleichen kann. So wissen wir, daß ca. 10 bis 15% aller befruchtungsfähigen Eizellen ein Chromosom zuviel oder zuwenig aufweisen, bei den Samenzellen sind es etwa 5 bis 10%. Hinzukommen die Gendefekte, die ebenfalls eine bedeutende Rolle spielen. Trotz dieser geringen Einnistungsfähigkeit menschlicher Embryonen - von 10 dürften etwa ein bis zwei zu einer Schwangerschaft führen - ist auffallend, daß sich Patientinnen mit einer Endometriose im Hinblick auf das „Kinderkriegen" noch schwerer tun als der Normalfall. Auf den ersten Blick leicht verständlich, wenn man sich vor Augen führt, welche „Zerstörungen" und „Schäden" eine ausgedehnte Endometriose an den weiblichen Geschlechtsorganen verursachen kann. Doch die Zusammenhänge sind wesentlich komplexer.

Einer alten Schulweisheit zufolge, soll die Eigenbeweglichkeit der Spermatozoen (Samenfäden) dazu dienen, nach dem Samenerguß aus dem hinteren Scheidengewölbe über den Mutter-

mund durch die Gebärmutter in den Eileiter wandern zu können. Diese Vorstellung muß aus heutiger Sicht korrigiert werden.
Der Muttermund ist durch einen Schleimpfropf verschlossen.
Nur zum Zeitpunkt des Eisprungs ändert dieser Schleimpfropf
seine Konsistenz so, daß Spermien hindurchwandern können. Zu
den anderen Phasen des Monatszyklus ist er hingegen für Spermien undurchlässig. Dieser Umstand wird für die Empfängnisver-
hütung z.b. bei der Minipille genutzt. Somit wird von weiblicher
Seite maßgeblich bestimmt, wann Spermien in die Gebärmutterhöhle hineingelangen können und wann nicht. Ein weiteres Problem besteht darin, daß die Spermien nicht wissen, wohin sie
wandern sollen. Die Vorstellung, daß die Eizelle hierzu „Lockstoffe" aussendet, kann nicht überzeugen, wenn man berücksichtigt, daß zum Zeitpunkt des Samenergusses die Spermien ca.
15 bis 20 cm von der Eizelle, die sich jetzt im Eileiter befindet,
entfernt sind. Tatsächlich wirkt der Muttermund zum Zeitpunkt
des Eisprungs wie ein „Staubsauger", der nahezu alles, was sich
im hinteren Scheidengewölbe befindet, rasch nach oben beför-
dert. Dieser Saugeffekt der Gebärmutter wird offensichtlich
noch durch die Prostaglandine (bestimmte Inhaltsstoffe der Samenflüssigkeit) gefördert. Der weitere Weg der Spermatozoen
in die Eileiter wird dann über die Durchblutung gesteuert. Auf
der Seite, auf der sich das Eibläschen entwickelt hat, ist die
Durchblutung der Gebärmutter sehr gut, und der Eileiter weit
gestellt. Die Gegenseite ist weniger durchblutet, so daß der Eileiter dort „funktionell" verschlossen scheint. Erst jetzt scheinen
es „Lockstoffe" der Eizelle zu sein, die den Spermien den Weg
weisen, um nach den Gesetzen des Zufalls einem einzigen Spermium das Eindringen in die Eizelle zu ermöglichen. Üblicherweise ist es nicht das stärkste und schnellste Spermium, sondern
eben jenes, was zum richtigen Zeitpunkt auf der Eizelloberfläche
zur Verfügung steht.

Auch unsere Vorstellungen über den Eisprung mußten in den
vergangenen Jahren korrigiert werden. Die beiden Eierstöcke
wechseln sich beim Heranreifen eines Eibläschen ab. Das Eibläschen selbst, ist eine mit Flüssigkeit gefüllte Zyste mit einem
Durchmesser von bis zu 3 cm und der Eisprung ist eigentlich ein
Zerplatzen des Eibläschens. Nach dem Platzen entleert sich die
Flüssigkeit zusammen mit der Eizelle. Die beiden Eierstöcke fallen wie zufällig in der Ausbuchtung hinter der Gebärmutter
(Douglas'scher Raum) zusammen, in die auch die beiden Eileiter
hineinhängen. Daraus ergibt sich zwangsläufig ein sehr enger
Kontakt, wobei lokale „Botenstoffe" die letzte Feinabstimmung

besorgen. Dieser Mechanismus macht deutlich, warum Patientinnen, denen ein Eileiter fehlt, eben keine um die Hälfte reduzierte Schwangerschaftswahrscheinlichkeit, sondern wesentlich günstigere Chancen besitzen. Denn der rechte Eileiter kann auch den linken Eierstock „bedienen" und umgekehrt. Der Eileiter muß die Eizelle auch nicht direkt aus dem Eibläschen aufnehmen, sondern kann sie sich aus der Flüssigkeit im Douglas´schen Raum aufsaugen. Daß die Eizellen dort tatsächlich schwimmen, hat man bei den Eizellentnahmen, die man zur In-vitro-Fertilisation durchführt, gelernt. Der Raum hinter der Gebärmutter hat damit eine sehr wesentliche Bedeutung für die Eizellaufnahme. Steht er nicht zur Verfügung, z.b. aufgrund von Verwachsungen, ist die Fortpflanzung vergleichsweise schwierig.

Auch der Prozeß des Heranreifens eines Eibläschens ist bei intensiver Betrachtung wesentlich komplizierter als bisher angenommen. Immerhin muß dabei innerhalb von 14 Tagen sozusagen aus dem „nichts" eine kleine Zyste mit einem Durchmesser von bis zu 3 cm heranwachsen. Viele Einzelbausteine und verschiedene Substanzen und Moleküle sind daran beteiligt. Bei der Umsetzung der Impulse, die von der Hypophyse ausgehen und das Eibläschenwachstum steuern, spielen vor Ort sehr viele Substanzen eine Rolle, die wir von unserem Immunsystem kennen. Sogenannte Immunmediatoren, also Botenstoffe des Immunsystems, übernehmen eine zentrale Funktion beim Heranreifen und der Ausbildung des Eibläschens, dem Heranreifen der Eizelle und dem eigentlichen Vorgang des Platzens. Das wirklich überraschende dieser Erkenntnis war, daß unser körpereigenes Immunsystem tatsächlich eine zentrale Bedeutung in der Feinregulierung des Eierstockes und des Zyklusgeschehens hat. Nach der Zeugung im Eileiter wird der Embryo im Laufe von zwei bis drei Tagen über den Eileiter in die Gebärmutter transportiert, umgeben von der Eihülle, die auch die Eizelle umgeben hat. Erst nach der Ankunft in der Gebärmutter beginnt der Embryo die Eihülle zu durchbrechen und nistet sich sofort in der Gebärmutterschleimhaut ein. Mit der Einnistung entsteht neues Konfliktpotential. Denn der Embryo ist seiner Mutter zwar verwandt, aber nicht identisch, so daß zwei fremde Lebewesen eng aufeinandertreffen. Für unseren Körper ist diese Fremdheit im wahrsten Sinne des Wortes „oberflächlich". Hier kommt den Gewebsgruppen, dem sogenannten HLA-System, eine entscheidende Rolle zu. Jenen Erkennungsmerkmalen also, die auf allen Körperzellen sitzen und es dem Immunsystem ermöglichen, zwischen Eigen und Fremd zu unterscheiden. Die Fremdheit des Embryos zieht die Zellen des Immunsystems an, das nach der „Durchmusterung" erkennt, daß es sich nicht um etwas x-beliebig Fremdes, sondern um einen Embryo handelt. Diese Erkennung führt zu einer völligen Umorientierung des Immunsystems von der Abwehr- zur einer Helferfunktion, in dem die Abwehrzellen durch die Sekretion vieler Substanzen helfen, daß sich der Embryo einnisten und gut wachsen kann. Bleibt die unterstützende Wirkung des Immunsystems aus, ist eine Schwangerschaft zwar grundsätzlich noch möglich, aber in hohem Maße unwahrscheinlich.

Diese kurze Wiedergabe, wie menschliche Fortpflanzung funktioniert, macht deutlich, wie kompliziert und vernetzt - fast undurchschaubar - die Abläufe sind und was es bedeutet, wenn eine Erkrankung wie die Endometriose dieses komplexe Miteinander stört.

2. Die Bedeutung des Immunsystems

Bis heute ist unklar, was die eigentliche Ursache der Endometrioseerkrankung ist. Sicher ist, daß das Immunsystem dabei eine große Rolle spielt, da das körpereigene Abwehrsystem in unterschiedlicher Ausprägung gegen die Endometrioseherde vorgeht. Es bedarf einer entzündlichen Reaktion, da keine andere Möglichkeit besteht, die Endometrioseherde einzudämmen oder abzuräumen. Entzündliche Reaktionen sind mit einer Reihe von Begleiterscheinungen vergesellschaftet. Typisch für die Endometriose ist der Menstruationsschmerz, wenn die Absiedelungen sich zumindest partiell zu verflüssigen beginnen. Dabei hängt die entzündliche Reaktion nicht unbedingt von der Ausdehnung der Endometriose, sondern vielmehr von der feingeweblichen Struktur, dem Subtyp, ab. Da es sich bei Endometriosegewebe um körpereigenes „irreguläres" Gewebe handelt, liegt es nahe, von einer Autoimmunerkrankung zu sprechen. Bei jüngeren Patientinnen mit erheblichen Beschwerden ließen sich Auto-Anti-körper nachweisen, auch irreguläre, d.h. Auto-Antikörper, die sich gegen körpereigene Zellbestandteile richten. Ihre Existenz zeigt die nachhaltige Auseinandersetzung des Immunsystems mit den Endometrioseherden.

Generell führt jede chronische Entzündung zu einer Änderung in der gesamten Organisation und Reaktionslage des Immunsystems. Da seine Zellen zirkulieren, ist die geänderte Reaktionslage an jeder Stelle des Körpers nachzuweisen. Auch in der

Gebärmutter. Die Bedeutung dieses Mechanismus wurde in den vergangenen Jahren erst nach und nach erkannt. Für den Embryo ist die Schaffung seiner Ernährungsgrundlage - die Bildung der Plazenta - eine zentrale Herausforderung. Das Wachstum der Plazenta muß schnell und infiltrativ erfolgen, damit rasch und in ausreichendem Maße Anschluß an das mütterliche Blutsystem gefunden wird. Zu diesem infiltrativen d.h. eindringenden Wachstum ist die Hilfe des mütterlichen Immunsystems erforderlich. Befindet sich das Immunsystem in chronischem Aufruhr oder haben sich Antikörper gebildet, wird die Einnistung zum Problemfall. Diese Zusammenhänge verdeutlichen warum häufig gerade junge Frauen mit sehr kleinen Endometrioseausdehnungen, aber einer großen Beschwerdeproblematik auch nach moderner Sterilitätsbehandlung nicht schwanger werden. Die Sterilität dieser Patientinnen muß nicht „psychogen" sein, sondern kann eine reale immunologische Ursache haben.

Die entzündlichen Gegenreaktionen sind um so stärker, je ausgedehnter die Endometrioseherde sind. Wenn bereits eine Antikörperbildung erfolgte, ist die operative Sanierung häufig nicht ausreichend, und es sind zusätzliche Maßnahmen erforderlich, damit es bei der Einnistung zu keinen ungünstigen Gegenreaktionen des Immunsystems kommt. Der Einsatz von Medikamenten ab dem Eisprung kann das Einnistungsmilieu für die Embryonen positiv beeinflussen.

Viele dieser Zusammenhänge sind noch unklar und Gegenstand der derzeitigen Forschung. Durch die Bedeutung des Immunsystems für die Eizellreifung und den Eisprung wird dennoch verständlich, warum auch eine Endometriose ohne Befall der Eierstöcke zu erheblichen Störungen der Eibläschenbildung und des Zyklusgeschehens führen kann.

Die moderne Medizin versucht heutzutage bei der Behandlung endometriosebedingter Sterilität diesen Gesichtspunkten gerecht zu werden.

3. Therapiemöglichkeiten bei Sterilität

In der Therapie der Endometriose gewinnt deshalb der Leitsatz „soviel Erhaltung wie möglich, sowenig Entfernung wie nötig" gerade im Hinblick auf die Fruchtbarkeit größte Bedeutung. Mit der alleinigen Rekonstruktion ist es nicht getan. Die wiederhergestellten Organe müssen auch in der Lage sein, ihren

Funktionsaufgaben nachzukommen. Daraus ergeben sich unterschiedliche Anforderungen und Schwierigkeiten.

Der Eierstock kann verwachsen sein oder von Endometriose durchsetzt - ihm ist die Eigenschaft gegeben, daß auch aus den geringsten Resten von Gewebe wieder ein Eibläschen heranwachsen kann. Ganz anders der Eileiter. Dieses komplizierte Gebilde, das aus Bauchfellüberzug, verschiedenen Lagen von Muskulatur und einer mit feinen Flimmerhärchen besetzten Schleimhaut besteht, verliert sehr schnell seine funktionelle Fähigkeit. Oft genügen schon Vernarbungen oder äußere Verwachsungen. Eine Endometriose im Eileiter ist zwar selten, eine Funktionseinbuße oder ein Funktionsverlust kann aber bereits durch das Endometriosegeschehen um den Eileiter herum als Folge entstehen. Der Douglas´sche Raum braucht hingegen nur von Verwachsungen frei zu sein, damit sich Eierstöcke und Eileiter treffen können. Nicht wichtig ist, wie die Oberflächenbeschaffung des dortigen Bauchfellüberzugs aussieht. Für die Gebärmutter ist von Bedeutung, daß die Schleimhaut in ihrem Inneren, die monatlich neu entsteht, ungestört heranwachsen kann und damit gute Voraussetzungen für die Einnistung des Embryos geschaffen werden. Ist die Wand der Gebärmutter von Endometrioseherden durchsetzt, ohne daß daraus erhebliche Durchblutungsstörungen resultieren, ist die Beeinträchtigung für die Fruchtbarkeit zunächst weniger problematisch.

Diese Anforderungen verdeutlichen, warum Endometrioseoperationen sehr umfangreich sein können und mit peinlichster Akribie ausgeführt werden müssen. Auch der geübteste Operateur wird es nicht immer schaffen, Organerhaltung und Funktionalität zu gewährleisten, wobei der Gesichtspunkt der Beschwerdefreiheit Vorrang hat.

Bei einer Endometriosesanierung mit erheblichen Funktionseinbußen der betreffenden Organe setzt die moderne Sterilitätsbehandlung an.

Ist die Funktion des Eierstocks beeinträchtigt, können mit verschiedenen Medikamenten in Tablettenform oder durch Injektion von natürlichen Hypophysenhormonen (Gonadotropine) die Eibläschenreifung und der Eisprung angeregt werden, indem die Stimulation der Eierstöcke durch die Hypophyse verstärkt und wieder ein normales Zyklusgeschehen etabliert wird. Die Medikamente wirken dabei nur in dem Zyklus, in dem sie verabreicht werden.

Störungen der Eileiterfunktion und das Ausmaß der Einschränkungen sind schwieriger zu beurteilen, da bis heute keine

Tests zur Verfügung stehen, die die Funktionsfähigkeit messen können. Den Grad der Einschränkungen, die infolge der Operation zurückbleiben werden, muß der Operateur aufgrund seiner Erfahrung einschätzen. Die **intrauterine Insemination** (IUI) wird bei leichten Einschränkungen durchgeführt. Dabei werden die vorher aus der Samenflüssigkeit extrahierten und konzentrierten Spermien des Partners mit einem dünnen Katheter möglichst weit oben in die Gebärmutter (Uterus) plaziert oder bei der **intratubaren Insemination** (ITI) direkt in die Eileiter eingespritzt. Beide Verfahren sind in ihren Erfolgen gleichwertig.

Eine andere Therapiemöglichkeit ist der **intratubare Gametentransfer** (GIFT), bei dem die Eizelle direkt aus dem Eibläschen entnommen und zusammen mit den Samenzellen in den Eileiter gebracht wird, um den Eileiter bei der Aufnahme der Eizellen zu unterstützen. Gute Erfolge werden bei dieser Methode nur mittels einer Bauchspiegelung erzielt. Einen Gametentransfer durch die Gebärmutter hindurch vorzunehmen, ist zwar möglich, zeigt aber weit geringere Behandlungserfolge. Da die eigentliche extrakorporale Befruchtung, die In-vitro-Fertilisation (Zeugung außerhalb des Mutterleibs), mittlerweile die gleichen Behandlungsergebnisse erzielt, wird auf die GIFT-Methode weitgehend verzichtet. Bei der **In-vitro-Fertilisation** (IVF) werden die Eizellen mit einer langen Nadel durch die Scheide direkt aus den Eierstöcken abgesaugt und der Vorgang wird mit einem Ultraschallgerät kontrolliert. Im Vergleich mit einer Bauchspiegelung ist die Belastung wesentlich geringer. Zur Schmerzbekämpfung ist in der Regel die Kombination eines Schmerz- und Beruhigungsmittels ausreichend. Indiziert ist eine IVF-Behandlung in den Fällen, in denen Gewißheit besteht, daß mit einer geordneten Eileiterfunktion nicht mehr gerechnet werden kann. Die Behandlungsverfahren sind mittlerweile sehr effektiv. Bestehen von männlicher Seite keine zusätzlichen Einschränkungen, liegen die Schwangerschaftsraten bei der IUI bei etwa 10 bis 15% pro Behandlungszyklus, bei der ITI zwischen 20 und 30%, abhängig von der Anzahl der eingesetzten Eizellen, und bei der IVF-Behandlung zwischen 20 bis 35%, abhängig von der Anzahl der Embryonen. Bei mehrfach durchgeführten Behandlungen steigen die Schwangerschaftsraten auf etwa 30 bis 40% bei der IUI-Methode und auf etwa 60 bis 65% bei der GIFT- und IVF-Methode. Das „Mehrlingsrisiko" ist sowohl bei der GIFT- und der IVF-Behandlung kalkulierbar und abhängig von der Anzahl der eingesetzten Embryonen, was letztlich das Patientenpaar selbst be-

stimmt. Generell ist mit folgenden statistischen Größen zu rechnen: Nach dem Einsatz von 3 Embryonen beträgt der Anteil der
Drillingsschwangerschaften etwa 1 bis 2% und der Anteil der
Zwillingsschwangerschaften etwa 14 bis 18%. Der Rest sind Ein-
lingsschwangerschaften. Bei der Entscheidung, wie viele Embryonen transferiert werden, ist auch das Alter der Patientin zu
berücksichtigen (wenige Embryonen bei jüngeren Patientinnen).

Eine Schwangerschaft, die zur Entbindung eines Kindes ge-
führt hat, ist erfahrungsgemäß eine der besten Therapien hinsichtlich einer Endometriosesanierung. Eine Schwangerschaft ist
aber kein „Medikament", wenn nicht das Kind um seiner selbst
willen gewünscht wird. Eine Sterilitätsbehandlung sollte deshalb
nur dann erfolgen, wenn unabhängig von der Endometriose ein
wirklicher Kinderwunsch besteht.

V. Berücksichtigung umweltmedizinischer Einflüsse und naturheilkundlicher Methoden

1. Komplexerkrankung Endometriose

In den vergangenen Jahrzehnten wurden die Frauen, die wegen primärer Sterilität ihren Gynäkologen aufsuchten, immer älter. Nach langer Schul- und Studienzeit folgt für viele Frauen erst die Karriere im Beruf, ehe sie sich dem Aufbau ihrer Familie widmen. Dank der sicheren Verhütungsmethoden kommt es nur selten zu unerwarteten Schwangerschaften. Die meisten Paare wollen die Schritte ihrer wirtschaftlichen Entwicklung bis hin zum Hausbau abgeschlossen haben, um das geplante Wunschkind im fertig präparierten Nest aufzunehmen. So soll neben Berufs-, Haushalts- und Freizeitstreß in der fortgeschrittenen Fruchtbarkeitsphase, kurz bevor es zu spät ist, ein Kind gezeugt werden. Da mit zunehmendem Alter das Endometriose-Risiko wächst, verwundert es nicht, daß bei Bauchspiegelungen von über 30- oder sogar über 35jährigen Frauen in über 50% der Fälle eine Endometriose diagnostiziert wird. Für die Gesamtheit der Frauen wird geschätzt, daß etwa 10% während ihrer Fortpflanzungszeit an einer Endometriose erkranken.

Es ist nicht geklärt, ob die Häufigkeit der Endometriose tatsächlich zugenommen hat oder ob sie aus obigen Gründen nur häufiger festgestellt wird. Außerdem sind alle Theorien zur eigentlichen Entstehungsursache der Endometriose unbefriedigend. Letztlich kann man sich zwar darauf einigen, daß die Veranlagung eine Rolle spielt, mechanische Faktoren (Menstruationsblut, Krämpfe der Gebärmutter), hormonelle Einflüsse (Östrogene fördern das Wachstum) und das Immunsystem beteiligt sind (die Abwehrzellen im Bauchraum sind in ihrer Funktion und Anzahl gestört), doch was eigentlich das Krankheitsbild ausgelöst hat, bleibt unklar (Abb.1). Was liegt da näher, als Parallelen zu ziehen zu anderen Krankheiten, die in den letzten Jahren häufiger geworden sind, wie z.B. Brustkrebs, Fehlgeburten, Allergien und Autoimmunerkrankungen. Allen ist gemeinsam, daß nicht nur ein kleines Organ betroffen ist, sondern der ganze Körper (und die Seele!).

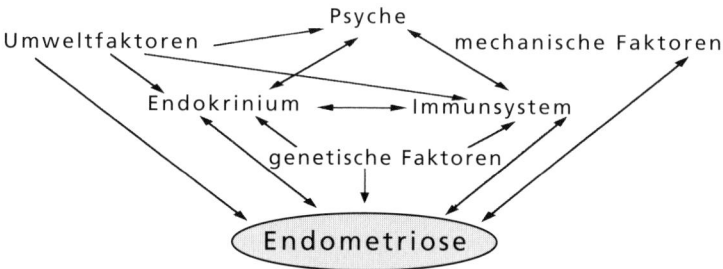

Abb. 1   Ganzheitliche Sicht der Endometriose

Bisherige Endometriose-Modelle gingen davon aus, daß man nach chirurgischer Entfernung der Endometriose-Herde durch eine Hormonbehandlung (Östrogenentzug) die Endometriose heilen kann. Es zeigte sich jedoch in den vergangenen Jahren, daß 50% der Frauen innerhalb von fünf Jahren nach dieser Behandlung ein Rezidiv bekommen und zwar um so früher, je ausgeprägter und weiter fortgeschritten die Endometriose war. Bei Frauen mit unerfülltem Kinderwunsch ließ sich die Schwangerschaftsrate, die je nach Stadium zwischen 20 und 50% liegt, durch die Unterdrückung der Ovarialfunktion nicht verbessern. Auch die Fehlgeburtenrate liegt mit 35% unverändert hoch. Einige Forscher behandelten ihre Patientinnen nach der Operation nicht mit Medikamenten oder gaben Scheinmedikamente. Sie bezifferten die Heilungsrate mit 18 bis 29%. Einen unveränderten Verlauf der Endometriose gaben sie mit 9 bis 59% an und ein Fortschreiten der Erkrankung mit 23 bis 64%.

Inzwischen ist klar, daß es sich bei der Endometriose um eine Komplexerkrankung des ganzen Körpers handelt, die alle Charakteristika einer Autoimmunerkrankung aufweist (Tab.1). Deshalb schlugen mutige Forscher schon in der Mitte der 90er Jahre vor, neue Behandlungskonzepte bei der Endometriose einzusetzen, die auf einer Modulation des Immunsystems beruhen. Dies ist ein Bereich, in dem naturheilkundliche Methoden schon immer eingesetzt wurden (z.B. Akupunktur bei Heuschnupfen und Asthma, Phytotherapie bei Rheuma usw.). Auch krankmachende Umwelteinflüsse wurden von naturheilkundlich arbeitenden Ärzten schon immer berücksichtigt: die gesundheitsstörenden Faktoren müssen entfernt oder reduziert werden, damit das körpereigene Regulationssystem wieder besser arbeiten kann und das Hormon- und Immunsystem mit leichter Unterstützung von außen wieder normal funktionieren können.

1. Überwiegen des weiblichen Geschlechts
2. Familiäre Häufung
3. Wahrscheinlich genetische Grundlage
4. Wahrscheinlich Ko-Faktoren aus der Umwelt
5. Multiorgan-Beteiligung
6. Gewebezerstörung
7. Reaktion auf hormonelle Einflüsse
8. Polyklonale B-Lymphozyten-Aktivierung
9. Immunologische Abnormalitäten der T- und B-Lymphozyten-Funktion
10. Begleitende Autoimmunerkrankung

Tab. 1   Charakteristika einer Autoimmunerkrankung bei der Endometriose

Wie bei allen ungeklärten häufigen Krankheitsbildern ist auch die Psyche beteiligt. Lange galt die Endometriose als Krankheit der Karrierefrauen. Andere „Mythen" führten die Endometriose auf zu häufigen Geschlechtsverkehr während der Periode zurück, auf Männerhaß, auf eine krankhafte Persönlichkeit („untergewichtige Mesomorphe") oder chronische emotionale Beeinträchtigung. Untersuchungen mit den Methoden der modernen Psychologie gaben Hinweise auf drei mögliche Entstehungsmechanismen im psychischen Bereich: problematisches Erleben der Menarche durch negative Vermittlung der Mutter, problematischer Umgang mit der Sexualität und die negative Sicht der eigenen Person aufgrund des Geschlechts während der Pubertät. Sicher befinden sich viele Frauen mit Endometriose in einem Konflikt zwischen innersten emotionalen Bedürfnissen und den Erwartungen, die die Außenwelt an sie stellt. Sie verausgaben sich ständig in der Außenwelt und gehen nicht auf ihre tiefsten Wünsche ein, die sie vielleicht auch schon gar nicht mehr kennen. Es wundert deshalb nicht, daß sich gerade der Unterleib der Frau schmerzhaft in Erinnerung bringt.

Der naturheilkundlich arbeitende Arzt wird auf alle diese Faktoren eingehen: er wird die übliche Erhebung der Krankengeschichte ergänzen durch Fragen zu möglichen Umweltbelastungen, Störfeldern, zur Ernährung und zum psychosozialen

Umfeld (z.B. traumatisierende Ereignisse und Konfliktsituationen). Bei Verdacht auf eine Umweltbelastung am Wohn- oder Arbeitsplatz wird er Materialuntersuchungen empfehlen. Unter Umständen lassen sich auch Umweltgifte im Blut oder Urin messen (Tab. 2). Unverträgliche Zahnmaterialien oder chronische Eiterherde können zur Schwächung des Immunsystems führen. Dies kann durch besondere Testverfahren (Röntgen, Elektroakupunktur u.a.) geklärt werden. Da im Bereich des Darms der größte Teil des Immunsystems lokalisiert ist, und bei vielen Frauen mit Endometriose chronische Pilzerkrankungen bzw. Störungen der Bakterienflora des Darms vorhanden sind, sollten spezielle Stuhluntersuchungen durchgeführt werden. Eine chronische Umweltbelastung führt im Zusammenhang mit oft mangelhaften Ernährungsgewohnheiten zu einem vermehrten Bedarf an Vitaminen, Mineralstoffen und Spurenelementen, was durch Blutuntersuchungen nachgewiesen werden kann. Schließlich bekommt man Hinweise auf den Schweregrad des gestörten Immunsystems durch immunologische Untersuchungen aus dem Blut. Hierbei läßt sich nicht nur die Reaktionsfähigkeit der Abwehrzellen prüfen, sondern auch feststellen, ob eine starke Reaktion gegen Viren, Pilze und bestimmte Umweltgifte vorliegt.

1. Schulmedizinisch (z.B. Ultraschall, Laparoskopie)
2. Umweltbelastung klären
3. Störfelder suchen
4. Stuhluntersuchung (Pilze, Mikroflora, Pankreaselastase)
5. Messungen von Vitaminen, Mineralstoffen und Spurenelementen im Blut
6. Immunologische Untersuchungen (z.B. Immunglobuline, Lymphozyten-Subsets, Mitogenstimulation, Auto-Antikörper, MELISA*, Pilz-Antikörper)
7. Psychosoziale Belastungen hinterfragen

Tab. 2   Ganzheitliche Diagnostik bei Endometriose
* MELISA: Memory lymphocyte immuno-stimulation assay

2. Umweltfaktoren und Störfeldsuche

Zu Recht fürchten wir Un-Heil aus unserer Um-Welt, zumal in zunehmendem Maße bekannt wird, daß Umweltgifte auch Hormonwirkungen nachahmen und auslösen können.

Man schätzt, daß zur Zeit etwa 70.000 Chemikalien in Gebrauch sind, wobei nur von ungefähr 5.000 Stoffen toxikologische Daten vorliegen. Diese Daten beziehen sich in der großen Mehrzahl auf die krebsauslösende Wirkung. Einflüsse auf das Hormon- und Immunsystem wurden selten geprüft, obwohl Reaktionen des Körpers bereits bei einem Bruchteil der Konzentrationen auftreten, wie sie für Experimente zur Krebsentstehung eingesetzt wurden. In den 40er Jahren begann die weltweite Entwicklung der chlorierten Kohlenwasserstoffe. Inzwischen sind etwa 11.000 im Handel. Ihnen verdanken wir einen Großteil unseres industriellen Fortschritts. Diese Substanzen lassen sich vielseitig einsetzen: in der Industrie als Baustoffe, in Elektro- und anderen Haushaltsgeräten, als Pestizide usw. Kleine Änderungen am Molekül verändern die Eigenschaften. Was zunächst als Vorteil empfunden wurde, stellte sich jetzt als Katastrophe heraus: diese Substanzen sind abbauresistent (Bioakkumulation), häufen sich also in der Umwelt (und im Körper) an. Über die Anreicherung in der Nahrungskette (Biomagnifikation) nimmt der Mensch die meisten von ihnen auf. Daneben natürlich auch über die Atmung aus der Luft und über die Haut. Da der Mensch am Ende der Nahrungskette steht und viel älter wird als die meisten Tiere, ist seine Belastung mit Umweltgiften besonders groß. Weit über 200 der chlorierten Kohlenwasserstoffe sind bisher im menschlichen Gewebe gefunden worden (nach den wenigsten wurde gesucht!). Sie sind im Blut, im Körperfett, in der Muttermilch, in der Samenflüssigkeit, im Eierstock und der Gebärmutter nachweisbar. Sie passieren die Plazenta, so daß bereits die Ungeborenen „ihr Gift abkriegen".

Viele Chemikalien haben eine Hormonwirkung: sie können die Funktion der Schilddrüse, der Hirnanhangsdrüse und der Eierstöcke behindern. Sie verhindern die Fortpflanzung und können zu Krebs führen. Die Reaktion des Immunsystems wird verändert, was sich entweder als eine Schwächung (Infektanfälligkeit) oder eine Anregung bemerkbar machen kann (Allergie, Autoimmunerkrankungen). Sowohl hormonelle als auch immunologische Störungen finden sich unter anderem bei der Endometriose.

Neben diesen durch Laboruntersuchungen dokumentierten Veränderungen haben viele Chemikalien auch neuropsychologische Wirkungen: sie können Depressionen und Ängste auslösen, Konzentrations- und Lernstörungen sowie Verhaltensauffälligkeiten. Die Wirkung auf das vegetative Nervensystem kann sich bemerkbar machen durch Schwitzen oder Frieren, Herzrhythmusstörungen, Schwindel und Darmprobleme.

In den vergangenen 20 Jahren wurde durch Tierversuche und Unglücksfälle die Giftwirkung einiger chlororganischer Verbindungen auf den Menschen klar, so daß in Deutschland der Einsatz verboten wurde (z.b. DDT, das als Pflanzenschutzmittel eingesetzt wurde, Pentachlorphenol, das in Holzschutzmitteln enthalten war). Sie werden jedoch trotzdem auch bei uns noch hergestellt und in die Länder exportiert, in denen ihre Verwendung noch erlaubt ist. Über die Luft und mehr noch über importierte Nahrungsmittel werden sie weiterhin von uns aufgenommen. Außerdem sind viele bei uns noch als sogenannte Altlasten vorhanden (z.b. polychlorierte Biphenyle). Das Ultragift Dioxin, eine Substanzgruppe, die bereits in unvorstellbar niedrigen Konzentrationen eine Giftwirkung hat, ist noch allgegenwärtig (z.b. Nahrungsmittel, Papiertücher, Tampons), da es unter anderem bei der Chlorbleiche entsteht. Mit diesem Gift läßt sich bei Tieren Endometriose auslösen.

Diese Erkenntnisse verdanken die Forscher einem Zufall: Rhesusaffen waren über einige Jahre mit niedrigen Konzentrationen von Dioxinen gefüttert worden, weil man die Spätwirkungen feststellen wollte. In den Jahren 1990 bis 1992 starben unerwartet drei weibliche Tiere an einer ausgeprägten Endometriose, was bei der Sektion festgestellt wurde. Daraufhin wurde bei den verbliebenen Affenweibchen eine Bauchspiegelung durchgeführt, die auch bei den übrigen in mehreren Fällen eine Endometriose-Erkrankung aufdeckte und zwar um so sicherer und schwerer, je höher die gefütterte Dioxin-Dosis gewesen war. Bereits zuvor war bei diesen Affenweibchen beobachtet worden, daß sie häufiger Fehl- und Totgeburten hatten als die unbehandelten Kontrolltiere. Während bei weiteren Experimenten mit Ratten durch Dioxinfütterung keine Ausbreitung einer chirurgisch ausgelösten Endometriose beobachtet werden konnte, reagierten Mäuse wieder anders: bei einer starken Dioxinbelastung breitete sich die chirurgisch ausgelöste Endometriose nur wenig aus, dagegen entwickelte sich bei schwächerer Dioxinbelastung ein schlimmes Krankheitsbild. Da die Messung der Dioxine im menschlichen Körper oder Blutfett sehr kostspielig ist, liegen bisher keine Ergebnisse von Endometriose-Patientinnen vor. Durch Vergleich der Meßwerte bei den Rhesusaffen mit denen von Frauen, die aus anderen Gründen untersucht wurden, läßt sich vermuten, daß mit zunehmendem Alter in Anbetracht der langen Halbwertzeit von Dioxinen im Körper (ca. sieben Jahre) in einigen Fällen ähnliche Belastungen vorhanden sein könnten. Hierbei ist zu berücksichtigen, daß bei Rhesusaffen inzwischen Endometriose auch erzeugt werden konnte, wenn sie mit polychlorierten Biphenylen gefüttert oder wenn sie einer Ganzkörperbestrahlung mit Protonen oder Röntgenstrahlen ausgesetzt wurden. Die kürzeste Zeit, die zwischen Behandlung und der Entwicklung einer Endometriose verstrich, waren 6 Jahre, bei den Rhesusaffen sogar erst sieben Jahre nach Beendigung der Giftgabe.

Die bisher beschriebenen Fakten lassen vermuten, daß verschiedenste Umweltfaktoren bei der Auslösung und Entwicklung einer Endometriose eine Rolle spielen können. Hierbei ist es sicher nicht erforderlich, daß eine bestimmte Substanz in besonders hohen Konzentrationen vorliegen muß. In einer eigenen Untersuchung überprüften wir bei 21 Frauen mit Endometriose im Blut die Konzentrationen von verschiedenen chlororganischen Verbindungen (polychlorierte Biphenyle, Hexachlorbenzol, Pentachlorphenol usw.), konnten jedoch keine deutlich erhöhten Werte im Vergleich zu 63 Frauen ohne Endometriose nachweisen. Außerdem wurde bei 30 von ihnen ein Schwermetallbelastungstest durchgeführt (unter anderem auf Quecksilber, Kadmium, Blei, Arsen) und mit den Ergebnissen von 75 Kontrollfrauen verglichen. Auch hierbei fand sich kein deutlicher Unterschied. Im Trend war allerdings die Belastung mit Kadmium, Kupfer und Arsen höher als bei den Kontrollfrauen.

Hier wird deutlich, daß sich bei der Bewertung des Zusammenhangs von Umweltgiften und Krankheiten eine Reihe von Problemen darstellen:

• So können geringste Giftkonzentrationen über längere Zeit größere Effekte haben, als hohe Konzentrationen in kurzen Zeiträumen. Und selbst wenn das Gift im Körper nicht mehr nachweisbar ist, können die Wirkungen anhalten.
• Die Wirkungen verschiedener Umweltgifte können sich addieren, potenzieren oder hemmen, und aufgrund genetischer Disposition individuell und auch bei beiden Geschlechtern unterschiedlich sein.
• Auch in verschiedenen Lebensphasen unterscheiden sich die Wirkungen (beim Kind oder in der Pubertät anders als beim Erwachsenen).

Holzschutzmittel gasen auch nach Jahrzehnten noch aus den damit behandelten Decken oder Wandverkleidungen aus, ebenso Insektizide, die zur Vernichtung von Holzwürmern benutzt wurden oder die Kammerjäger in die Wohn- bzw. Arbeitsräume eingebracht haben. Leder wird in der Regel mit Pestiziden imprägniert, gute Wollteppiche sind immer eulanisiert, d.h. mit Pyrethroiden (starkes Nervengift!) gegen Mottenbefall behandelt. Auch aus Teppichböden und deren Klebern gasen Umweltgifte aus. Neben den chemischen Giften dürfen physikalische Belastungen nicht unterschätzt werden. Obwohl auf jeden Fall neue, strahlungsarme Computer gewählt werden sollten, muß deren Behandlung mit Flammschutzmitteln und anderen Chemikalien berücksichtigt werden, die besonders dann, wenn sie warm werden, in der Luft verdampfen. Im Schlafzimmer sollte auf jeden Fall für elektromagnetische Ruhe gesorgt werden, was durch Entfernung größerer Elektrogeräte und Einbau eines Netzfreischalters bewerkstelligt werden kann. Eine chronische Irritation des Immunsystems kann durch Schimmelpilze stattfinden, die an feuchten Wänden, oft an verdeckten Stellen, siedeln und entfernt werden müssen. Hier sollten natürliche Stoffe eingesetzt werden, um den Schimmel zu bekämpfen, z.b. 5%ige Essigsäure, Sodalösung, Milchsäurelösung, Heißdampfgeräte, und befallene Räume sollten bis zur vollständigen Sanierung gemieden werden. Die modernen Arbeitsplätze sind häufig stark belastet durch Ausdünstungen von Druckern und Kopierern. Diese Geräte sollten nach Möglichkeit in getrennten Räumen oder nur in sehr gut belüfteten Räumen mit einem Abstand von mehr als 2 m zum Arbeitenden aufgestellt werden. Die Wohn- und Arbeitsräume sollten viel gelüftet werden, wobei jedoch eine mögliche Belastung der Umgebung berücksichtigt werden muß (Hauptverkehrsstraßen, Landwirtschaft). Inzwischen sind Luftreiniger im Handel, die nicht nur Pollen und Staub aus der Luft filtern, sondern auch Umweltgifte.

Einige Tips zur Umweltsanierung sind in Tab. 3 zusammengefaßt.

1. Entfernung von:

- mit Holzschutzmittel behandelten Decken und Wandverkleidungen sowie holzwurmbehandelten Möbeln,
- eventuell Ledermöbeln, Lederkleidung,
- eventuell behandelten Wollteppichen (eulanisiert),
- eventuell Teppichböden (Pyrethroide),
- Billigregalen und -schränken (Formaldehyd)

2. Reduzierung elektromagnetischer Strahlung:

- strahlungsarme Computer,
- Netzfreischalter im Schlafzimmer,
- Entfernung von Elektrogeräten aus dem Schlafraum (Fernseher, Fax, Radiowecker etc.),
- kein Elektrobett, elektrisches Heizkissen, Wasserbett (Elektro nachts ausschalten)

3. Entfernung von:

- feuchten Wänden und Fugen (Schimmelpilze)

4. Umstellen von:

- Laserdruckern und
- Kopierern (Gase, Dämpfe)

5. Viel lüften (pro Stunde 10 Minuten oder mehr)

   Vorsicht bei:
- Spritzmitteln in benachbarten Gärten, Weinbergen, Feldern,
- Hauptverkehrsstraßen, Tankstellen,
- Industriegebieten

6. Eventuell Luftreiniger installieren

Tab. 3   Tips zur Umweltsanierung

3. Ganzheitliche Therapie

Bei der Therapie der Endometriose steht selbstverständlich die chirurgische, soweit wie möglich organerhaltende Operation an erster Stelle (Tab. 4). Zur Prophylaxe von Adhaesionen (Verwachsungen) können sofort postoperativ Enzyme eingesetzt werden (z.b. Wobenzym®, 3 mal 10 Dragées über 8 Tage, in den nächsten sechs Monaten als Dauertherapie 3 mal 2 Dragées). Die Lebensführung sollte optimiert werden (Verzicht auf Nikotin, Fernsehkonsum reduzieren, mindestens sieben Stunden nachts schlafen, Streß reduzieren). Durch gesunde Ernährung und ausreichend Bewegung sollte ein normaler Body-Mass-Index von 18,5 bis 25 kg/m^2 gehalten werden (Body-Mass-Index: Kilogramm Körpergewicht dividiert durch Körpergröße in m)^2).

---

1. Chirurgische Sanierung
2. Einsatz von Enzymen
3. Optimierung der Ernährung, Bewegung, Lebensführung
4. Nahrungsergänzung
5. Störfeldsanierung
6. Ausleitende Verfahren
7. Darmbehandlung
8. Modulation des Immunsystems
9. Individuelle Therapie
    a) Homöopathie
    b) Traditionelle Chinesische Medizin (TCM)
    c) Ayurveda
    d) weitere
10. Psychotherapie

Tab. 4   Ganzheitliche Therapie der Endometriose

Faktor Ernährung

Grundlage der Ernährung sollen Obst, Gemüse und Getreidevollkornprodukte sein (Tab. 5). Einige amerikanische Autorinnen empfehlen bei Endometriose den völligen Verzicht auf Milchprodukte. Durch Hülsenfrüchte kann der Eiweißbedarf gedeckt werden (z.B. sind Kichererbsen leicht verdaulich und eiweißreich). Bei Endometriose ist es besonders wichtig, eine große Menge an kalt gepreßten pflanzlichen Ölen zu verzehren, da ihre Inhaltsstoffe (ungesättigte Fettsäuren) den Teufelskreis von endometriosebedingten Schmerzen unterbrechen können. Auch in Fisch sind diese günstigen Öle enthalten, so daß eine Fischmahlzeit pro Woche empfehlenswert ist. Mit milchsäurehaltigen Produkten, wie Joghurt, Miso, Sauerkraut, Brottrunk, kann die Darmflora verbessert und das darmgestützte Immunsystem mobilisiert werden. Heißes Wasser wird in der chinesischen und ayurvedischen Medizin getrunken, da es die Körperkraft bzw. das Qi stärkt. Bei Frauen mit Endometriose ist diese Qi-Schwäche sehr häufig anzutreffen, so daß neben verschiedenen Tees durchaus auch nur heißes Wasser konsumiert werden kann. Stark stimulierende alkohol- und koffeinhaltige Getränke sollten Ausnahmen sein. Vollmilch sollte gänzlich gemieden werden (unter anderem wegen der Konzentration von Umweltgiften im Fett). Will man nicht vollständig auf Milchprodukte verzichten, so ist Joghurt mit lebenden Milchsäurebakterien zu empfehlen. Industriezucker und Weißmehlprodukte sind Vitamin- und Spurenelement-Räuber (leere Kalorien). Sie sollten Festtagen vorbehalten bleiben. Säfte sollten nur verdünnt getrunken werden. Zur Anregung ist Grüntee in Maßen erlaubt. Kräutertees sollten abgewechselt werden, da sie eine Medikamentenwirkung haben können. Früchtetees sind, da sie zu einer Ansäuerung des Stoffwechsels führen, weniger günstig.

Da sich auf der Oberfläche von Obst und Gemüse Schadstoffe ablagern, müssen sie gründlich gewaschen werden. Es lohnt sich der Zusatz von Aloe-Waschemulsion® oder Kokosölwaschlösung-Spinnrad®. Im Zweifelsfall sollte man auch vor dem Schälen nicht zurückschrecken, selbst wenn man damit einige Vitamine vergeudet. Obwohl eine Belastung auch bei Produkten aus biologischem Anbau nicht zu vermeiden ist, ist von einer deutlich geringeren Schadwirkung als bei konventionell angebauten Lebensmitteln auszugehen.

Es sollten mindestens zwei bis drei Liter Flüssigkeit am Tag getrunken werden, jedoch nicht zum Essen, damit die Verdauungsarbeit nicht gestört wird. Berücksichtigt man die Organzeiten (optimale Arbeitsfähigkeit von Leber, Darm etc.), so liegt man mit der Regel richtig, „morgens wie ein Kaiser, mittags wie ein König und abends wie ein Bettelmann" zu essen (nach Möglichkeit nicht nach 19 Uhr).

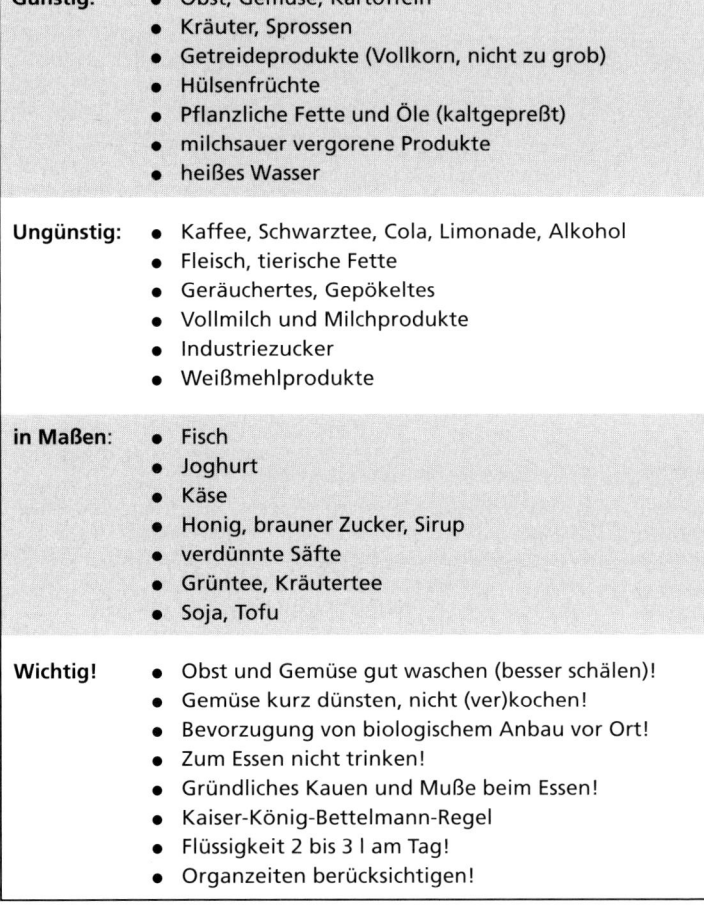

Günstig:	• Obst, Gemüse, Kartoffeln • Kräuter, Sprossen • Getreideprodukte (Vollkorn, nicht zu grob) • Hülsenfrüchte • Pflanzliche Fette und Öle (kaltgepreßt) • milchsauer vergorene Produkte • heißes Wasser
Ungünstig:	• Kaffee, Schwarztee, Cola, Limonade, Alkohol • Fleisch, tierische Fette • Geräuchertes, Gepökeltes • Vollmilch und Milchprodukte • Industriezucker • Weißmehlprodukte
in Maßen:	• Fisch • Joghurt • Käse • Honig, brauner Zucker, Sirup • verdünnte Säfte • Grüntee, Kräutertee • Soja, Tofu
Wichtig!	• Obst und Gemüse gut waschen (besser schälen)! • Gemüse kurz dünsten, nicht (ver)kochen! • Bevorzugung von biologischem Anbau vor Ort! • Zum Essen nicht trinken! • Gründliches Kauen und Muße beim Essen! • Kaiser-König-Bettelmann-Regel • Flüssigkeit 2 bis 3 l am Tag! • Organzeiten berücksichtigen!

Tab. 5   Ernährung bei Endometriose

In Abhängigkeit von der Schwere der Erkrankung, den belastenden Umweltfaktoren und der Ernährung kann es erforderlich sein, vorübergehend sogenannte Nahrungsergänzungsmittel einzunehmen. Hierbei handelt es sich um die Vitamine A, C, E,

D und den B-Komplex, die Mineralstoffe (besonders Magnesium, Kalium, Calcium) und die Spurenelemente (besonders Selen, Zink, Mangan und Chrom). Die essentiellen Fettsäuren können als Nachtkerzenöl, Borretschsamenöl oder Fischöl verkapselt in konzentrierter Form eingenommen werden. In seltenen Fällen ist es nötig, auch Aminosäuren zu ergänzen. Der Säuregrad des Stoffwechsels läßt sich am pH-Wert des Urins ablesen (Meßstreifen aus der Apotheke). Mit der richtigen basischen Ernährung und/oder mit speziellen Basen-Präparaten ist es möglich, den pH-Wert des zweiten Morgenurins auf 7 bis 7,5 einzustellen, was für den Stoffwechsel optimale Arbeitsbedingungen schafft.

Störfeldsanierung

Da die meisten Störfelder im Mund-Zahn-Kiefer-Bereich liegen, ist eine Mitbehandlung durch den Zahnarzt in vielen Fällen erforderlich. Chronische Eiterherde, Parodontitis, Zahnzysten müssen saniert werden. Wurzeltote Zähne sollten genau überprüft werden, ob sie als Störfeld in Frage kommen. Die Zahnersatzmaterialen sollten auf ihre Verträglichkeit hin getestet werden (Kunststoff, palladiumhaltiges Gold, quecksilberhaltiges Amalgam usw.). Als chronische und die Gesundheit störende Entzündungsherde können auch chronische Nasennebenhöhlen-, Mandel-, Blinddarm- oder Gallenblasenentzündungen fungieren. Hier ist unter Umständen eine operative Therapie erforderlich. Auch Narben nach früheren Operationen oder Unfällen können einen ungünstigen Einfluß haben. Ob ein Störfeld vorliegt und wie es am besten behandelt wird, kann in vielen Fällen am besten ein Arzt beurteilen, der die Neuraltherapie nach Huneke beherrscht.
Unter ausleitenden Verfahren faßt man Methoden zusammen, mit denen sich die Ausscheidung von Stoffwechselschlacken und Umweltgiften über die Haut, den Darm, die Lunge und die Nieren verbessern läßt. An erster Stelle steht das Heilfasten, das bei Frauen mit Endometriose und Darmproblemen am effektivsten ist, wenn gleichzeitig die Bauchmassagen nach F.C. Mayr durchgeführt werden. Durch länger dauernde Saunagänge bei relativ niedrigen Temperaturen (ca. 60°) kann ohne Kreislaufprobleme viel Belastendes ausgeschwitzt werden. Auf die ausreichende Zufuhr von Flüssigkeit und unter Umständen Mineralstoffen und Spurenelementen ist besonders zu achten. Manche Naturheilkundeärzte verstärken die Ausscheidung über

die Haut durch Canthariden-Pflaster und Schröpfmethoden. Die Colon-Hydro-Therapie - besonders hohe Wechseleinläufe - kann mit dem Einbringen von Medikamenten über den Darm als sogenannte Colon-Immun-Stimulations-Therapie (CIST) kombiniert werden. Mit Medikamenten aus der Pflanzenheilkunde läßt sich die Funktion von Leber und Gallenblase, der Nieren und des Lymphsystems anregen (z.B. Brennessel, Mariendistel, Petersilie, Löwenzahn usw.). In der ayurvedischen Medizin werden besondere Behandlungen mit erhitzten Ölen eingesetzt, um die Stoffwechselschlacken, die sich im Fettgewebe angereichert haben, zu beseitigen.

Die rasche Ausleitung von Schwermetallen gelingt mit Chelatbildnern (z.B. Dimercaptopropionsäure (= DMPS) oder Dimercaptobernsteinsäure (= DMSA)). Hierbei handelt es sich um chemische Substanzen mit speziellen Schwefelgruppen, die Schwermetalle an sich binden können. Allerdings binden sie auch für den Körper wichtige Spurenelemente, z.B. Zink, so daß sie nur mit allergrößter Vorsicht und unter Kontrolle eines Arztes, der mit dieser Methode vertraut ist, eingesetzt werden dürfen. Ersatzweise kann Acetylcystein (ACC) eingenommen werden.

Die Darmsanierung

Die Darmbehandlung spielt bei Frauen mit Endometriose eine ganz besondere Rolle, da durch die Nähe der Endometriose zum Darm Veränderungen des darmassoziierten Immunsystems am raschesten auf die Krankheit einwirken können (Tab. 6). Der Stuhlgang sollte regelmäßig sein, was durch die Aufnahme von viel Ballaststoffen, hoher Flüssigkeitszufuhr und Bewegung zu erreichen ist. Nur in seltenen Fällen müssen zu Anfang Quellmittel eingesetzt werden oder Lactulose, was die gute Darmflora zum Wachstum braucht. Hat die Stuhluntersuchung einen Pilzbefall ergeben und spricht die Anamnese dafür, daß eine chronische Pilzerkrankung vorliegt, so müssen unter Umständen am Anfang Medikamente gegen Pilze eingenommen werden. Manchmal gelingt die Darmsanierung auch ausschließlich mit naturheilkundlichen Medikamenten, z.B. ozonisiertem Rizinusöl (Rizol®), Aloe, Teebaumöl u.a. Zum Aufbau einer natürlichen Darmflora werden neben den milchsäurehaltigen Nahrungsmitteln Bakterienkonzentrate eingesetzt. Auch Schluckimpfungen mit Bakterienextrakten (Autovaccine) regen das Darmimmunsystem an sowie die CIST (siehe oben).

1. Stuhlregulierung
Ziel: 1 mal täglich ohne Mühe (Laktulose, Leinsamen, Flohsamen, Trockenobst etc.)

2. Eventuell Antimykotika
Nystatin
Rizol®, Aloe, Myrrhe, Wermut, Eberraute u.a.

3. Symbionten
Lactobacillus
Bifidusbakterien z.b.: Kanne-Brottrunk®, Natur-Joghurt, Omniflora®, Symbioflor®
Escherichia Coli Stamm Nissle 1917 z.B.: Mutaflor®

4. Autovaccine

5. Colon-Hydro-Therapie (mit Medikamenten)

Tab. 6   Darmbehandlung bei Endometriose

Modulation des Immunsystems

Das Immunsystem kann mit relativ einfachen Methoden wieder auf Trab gebracht werden, wie z.b. die Kneipp-Therapie (Tab. 7). Für eine begrenzte Zeit können pflanzliche Medikamente oder Zellextrakte eingesetzt werden. In bestimmten Fällen kann die Sauerstoff- oder Ozontherapie günstig wirken.

Kneipp-Therapie (Wechselduschen, Sauna)	
Phytotherapie (Heilkräuter)	• Echinacea (Sonnenhut) • Eleuterococcus (sibirischer Teufelsbusch) • Boswellia (Weihrauch) • Viscum album (Mistel) u.a.
Zelltherapie	• Thymusextrakte • Milzextrakte • Eigenblut
Sauerstoff-, Ozontherapie	
Colon-Immun-Stimulationstherapie (CIST)	

Tab. 7   Anregung des Immunsystems

- **Ernährung nach den 5 Elementen**
- **Chinesische Kräuter** (Tees, Dekokt)
- **Akupunktur**
- **Akupressur**
- **Moxibustion**
- **Chigong u.a.**
- **Tuina** (Massage)
- **Akupunkturinjektion**

Tab. 8   TCM

Traditionelle Chinesische Medizin (TCM)

Für viele Frauen mit Endometriose ist der bisher beschriebene lange Therapieweg gar nicht nötig. Wenn der Arzt sich davon überzeugt hat, daß die Grundlagen der Ernährung, Bewegung und Lebensführung beherrscht werden, kann er direkt mit einer individuellen ganzheitlichen Therapie beginnen. Je nach Ausbildungsstand des Arztes kann die Homöopathie oder die traditionelle chinesische Medizin eingesetzt werden. Verfahren, die sich ebenfalls eignen, bieten die ayurvedische und tibetische Medizin.

Im Gegensatz zu Deutschland wurde in chinesischen Fachzeitschriften schon seit Anfang der 90er Jahre über die erfolgreiche Behandlung der Endometriose mit traditioneller chinesischer Medizin berichtet. Hierzu zählen Ernährung, Kräutertees, Entspannungsübungen und nur in relativ wenigen Fällen die Akupunktur (Tab. 8). Die chinesische Medizin geht davon aus, daß die Endometriose und die daraus resultierenden Beschwerden auf einem Stagnieren der Lebenskraft, des Qi, oder auf einem Blutstau (gestautes Xue) beruhen. Meist liegt beides gleichzeitig vor. In experimentellen Arbeiten konnten Chinesen nachweisen, daß sich durch die Anwendung chinesischer Heilkräuter die Blutfließgeschwindigkeit in der Gebärmutter verändert und die körpereigenen Hormone gegen Schmerzen (Endorphine) ausgeschüttet werden. In der chinesischen Literatur werden Erfolgsraten zwischen 70 bis 100% bei der Behandlung der Endometriose oder Menstruationsschmerzen beschrieben und Schwangerschaftsraten bei unerfülltem Kinderwunsch und Endometriose zwischen 20 und 60%. In einer Analyse von 19 Studien zur Akupunkturtherapie der Monatsschmerzen zeigten 18 einen Erfolg, der besser als Placebo war. Allerdings fehlen bisher Studien über den Langzeiteffekt dieser Behandlungen und Studien zur Endometriose mit Kontrollgruppen. Deshalb dürfen diese so überaus positiv erscheinenden Ergebnisse sicher nicht kritiklos akzeptiert werden. In der Würzburger Universitätsfrauenklinik wurde kürzlich eine Studie an 31 Frauen mit rezidivierender Eierstockendometriose, Menstruationsschmerzen und Kinderwunsch durchgeführt. Sie wurden in insgesamt vier Therapiegruppen eingeteilt:

1. Behandlung mit traditioneller chinesischer Medizin - TCM (Ohr-, Körperakupunktur, chinesische Kräuter) und Hypnosetherapie nach Erickson,
2. GnRH-Analoga,
3. Stimulation der Eireifung mit Gonadotropinen oder
4. keine Therapie (Kontrollgruppe).

Im Laufe der Behandlung zeigte sich, daß bei keiner der Gruppen das Volumen der Ovarialendometriose kleiner geworden war. Unterbauch- und Kreuzschmerzen, Schmerzen beim Verkehr und die Depressionen hatten sich am meisten in der Gruppe mit TCM gebessert. Über die Schwangerschaftsrate wurde keine Aussage gemacht.
Die Homöopathie wurde bisher bei Endometriose noch nicht unter Studienbedingungen eingesetzt. In homöopathischen Zeitschriften sind gelegentlich Einzelfalldarstellungen von erfolgreicher homöopathischer Therapie zu finden. An der Universitätsfrauenklinik Heidelberg wurde eine erste Pilotstudie durchgeführt, die zum Ziel hatte, herauszufinden, wie sich subjektiv und objektiv die Endometriose durch Homöopathie beeinflussen läßt. Bei 28 Frauen mit laparoskopisch gesicherter Endometriose der Stadien II bis IV und zahlreichen früheren vergeblichen Behandlungsversuchen mit den üblichen Medikamenten wurde die Einzelmittelhomöopathie streng nach den von Hahnemann vorgeschriebenen Regeln eingesetzt, d.h. es gab keine Standardbehandlung, sondern jede Patientin erhielt ein individuell auf sie abgestimmtes homöopathisches Mittel. Bei 80% der Frauen konnte eine deutliche Besserung bzw. Symptomfreiheit erzielt werden. Ähnlich wie bei den früheren Ergebnissen mit traditioneller chinesischer Medizin war auch bei unseren Patientinnen auffallend, daß die Schmerzsymptomatik nicht mit dem objekti-

ven Ausmaß der Endometriose korrelierte und daß trotz des Rückgangs der subjektiven Beschwerden eine Rückbildung der meßbaren Endometrioseherde deutlich seltener zu verzeichnen war. Von den 13 Frauen mit unerfülltem Kinderwunsch sind inzwischen zehn schwanger (sechs im ersten Behandlungsjahr) und nur eine erlitt bisher eine Fehlgeburt.

Endometriose ist eine Krankheit von Körper, Seele und Geist. Beschwerdefreiheit und einen Stillstand der Erkrankung, vielleicht sogar eine vollständige Genesung, kann mit vielen Methoden erreicht werden, die der Frau dabei helfen, wieder ihre inneren Bedürfnisse wahrzunehmen und mit sich und ihrem „Frau-Sein" ins Lot zu kommen (z.B. mit Entspannungstechniken, Visualisierungsübungen, Atemtherapie oder Psychotherapie). Durch das Nutzen der Vorteile, die die sogenannte Schulmedizin, die Psychologie und die Komplementärmedizin bieten, wird es hoffentlich in Zukunft möglich sein, dauerhafte Erfolge bei der Endometriosetherapie zu erzielen.

VI. Prinzipien der klassischen Homöopathie

Eine nicht-operative und nebenwirkungsfreie Therapie gewinnt in unserer heutigen Zeit immer mehr an Bedeutung. Auf der Suche nach Gesundheit wird aber meist übersehen, daß auch die Phytotherapie Nebenwirkungen hat, und oft nur palliativ die Symptome behandelt werden. Im Gegensatz zur klassischen Homöopathie, die die Arznei als ein „passendes", d.h. ähnlich zu den Symptomen des Patienten wirkendes Therapeutikum versteht. Grundsätzlich ist deshalb in der klassischen Homöopathie der Mensch, wenn er krank ist, als Ganzes und damit im Zentrum krank. Der Krankheitsverlauf ist dabei von außen nach innen und von unten nach oben gerichtet, weil sich der Organismus immer bemüht, die Krankheit nicht an den inneren wesentlichen Organen zuzulassen, sondern sie möglichst nach außen auf die weniger wichtigen Organe zu schieben, um die inneren zu schonen. Wenn ihm diese Möglichkeit der Abwehr nach außen genommen wird, vergehen die äußeren Zeichen und verlagern sich auf die inneren Organe. Ein chronisches Ekzem wird mit Cortison „geheilt", in dessen Folge sich allerdings ein Magengeschwür einstellt. Nicht das Cortison hat das Magengeschwür ausgelöst, sondern durch das Cortison wurde verhindert, daß die Lebenskraft die Krankheitsäußerung auf die Haut bringen kann und die schon vorhandene innere Erkrankung jetzt an den inneren Organen ausbricht.

Im homöopathischen Sinne unterstützt das richtige Medikament die Lebenskraft in ihrem ursprünglichen Bestreben, die Krankheit nach außen zu verlagern. Auch bei der Systemerkrankung Endometriose und den endometriosebedingten Beschwerden folgt die klassische Homöopathie diesem Grundsatz.

Um die therapeutische Vorgehensweise der Homöopathie zu verstehen, und um damit die Voraussetzungen zu schaffen, für sich selbst entscheiden zu können, sollen in der Folge einige der wichtigsten Prinzipien der Homöopathie erläutert werden:

1. Das Ähnlichkeitsgesetz

Wenn Kinder im Wald irrtümlich Tollkirschen (Belladonna) essen, treten Vergiftungssymptome wie ein hochrotes Gesicht, weite Pupillen, klopfende Halsschlagadern, Lichtempfindlichkeit und Halluzinationen wie das Sehen von Fliegen oder schwarzen Gestalten auf. Wenn nun ein Kind mit sehr hohem Fieber, ohne von Tollkirschen gegessen zu haben, ebenfalls ein hochrotes Gesicht, weite Pupillen und klopfende Halsschlagadern hat, sehr lichtempfindlich ist und schwarze Gestalten in der Ecke des abgedunkelten Raumes sieht, wirkt die gleiche Substanz der Tollkirsche (Belladonna) in Hochpotenz als heilend. Auch bei einer Patientin mit Migräne, die in einem abgedunkelten Raum liegen muß, weil das Licht ihre Kopfschmerzen verschlimmert, und die ein hochrotes Gesicht hat, wird Belladonna wirksam.

An diesen zwei Beispielen zeigt sich das Ähnlichkeitsgesetz. Ein Kranker wird durch das Arzneimittel gesund, welches in der Lage ist, bei Gesunden die Symptome hervorzurufen, die dieser Kranke hat - similia similibus curentur. Je vollkommener die Symptome des Patienten mit den Symptomen, die das Arzneimittel beim Gesunden hervorrufen, übereinstimmen, desto erfolgreicher ist die Heilung.

Das Ähnlichkeitsgesetz wurde von den Menschen in den Bergen schon immer unbewußt bei Erfrierungen angewendet. Man reibt das erfrorene Glied mit Schnee ein, weil Schnee, ähnlich wie kalte Luft, einen Erfrierungszustand hervorrufen kann.

Bei der Anwendung des Ähnlichkeitsgesetzes haben die Symptome des Patienten die entscheidende Bedeutung, während die Diagnose oder das Organgebiet, an welchem die Hauptbeschwerden beobachtet werden, eine nachrangige Wertigkeit haben.

Manchmal führt eine Krankheit zu einer Einengung der Symptome auf sehr wenige Krankheitszeichen, so daß auch die Diagnose bereits zur ersten Mittelwahl beitragen kann, wie es z.B. bei der Leberzirrhose der Fall ist, wo dem homöopathischen Mittel Aflatoxin* in Hochpotenz eine entscheidende Bedeutung zukommt. In der Regel ist es aber so, daß die zum Arzneimittelbild ähnlichen Symptome des Patienten die Arzneiwahl bestimmen.

2. Das Auswählen der Symptome

Nur eine individuelle Therapie dieses Kranken und nicht die pauschale Behandlung einer Krankheit führen in der Homöopathie zum Erfolg. Dazu ist es nötig, neben den zur Krankheit

---

* Homöopathische Arzneimittel Barthel, Postfach 20, D-82069 Schäftlarn.
  Arzneimittelliste kann dort angefordert werden.

gehörenden Symptomen auch die zu berücksichtigen, die dieser Patient ganz persönlich hat. Eine Patientin hat Husten- und andere Symptome, die an eine Lungenentzündung denken lassen. Die Auskultation (und ggf. die Röntgenaufnahme) erhärtet die Diagnose. Bis zu diesem Punkt kann die Homöopathie noch keine Arzneiwahl treffen, weil für diese Diagnose etwa 90 Arzneimittel in Frage kommen. Erst die persönliche Ausprägung, die diese Patientin „ihrer" Lungenentzündung gibt, ermöglicht die Arzneiwahl.

Der homöopathische Arzt hört deshalb nicht nur aus psychologischen Gründen sehr intensiv zu, sondern gerade, weil dies der einzige Weg ist, die besonderen, charakteristischen, eigenheitlichen Symptome zu entdecken, die zum passenden, d.h. zum homöopathischen Heilmittel, führen. Bei den folgenden Beispiel-Symptomen wird deutlich, daß eine Selbstbehandlung sehr schwierig ist, da man keine Distanz zu seinen eigenen Symptomen hat und damit nicht beurteilen kann, ob ein Symptom „auffallend" ist. Bei der Auswahl der Symptome sind besonders drei Gruppen hochwertig:

Die auffallenden Symptome

Ein Symptom ist „auffallend", wenn es nicht zur Krankheit gehört. Da für den Patienten das, was am meisten stört, was am meisten schmerzt, das wichtigste ist, wird die spontane Schilderung der Beschwerden sehr wesentlich. Denn nicht die Krankheit an sich, sondern ihre Beschwerden und Störungen sind ganz individuell. Die „auffallenden" Symptome geben deshalb in der Homöopathie den Ausschlag bei der Arzneiwahl. Zum besseren Verständnis einige differenzierte Beispiele von „Auffallenden Symptomen":

- Ein Symptom ist **an und für sich** auffallend, wenn eine Patientin z.B. über einen eiskalten Fuß klagt, während der andere heiß ist, und man an beiden Beinen die peripheren Pulse gleichermaßen tasten kann.
- Ein Symptom ist durch die **Modalität** (die Modifikation) auffallend: Kopfschmerz ist ein sehr häufiges Symptom, das mit mehr als 200 homöopathischen Mitteln behandelt werden kann, und nicht zur Differenzierung der Arzneimittel dient. Wenn aber ein Kopfschmerz immer nur vor dem Mittagessen auftritt, so stellt die Modalität „vor dem Mittagessen" eine präzise Angabe dar.

- Ein Symptom ist durch die **Lokalisation** auffallend, wenn Kopfschmerzen sich hinter den Augen lokalisieren.
- Ein Symptom ist ein **besonderes Gefühl**, wenn eine Patientin das Gefühl von „Spinnweben im Gesicht" oder einer „Wimper im Auge" hat. Das „besondere" Gefühl muß über einen längeren Zeitraum bestehen bleiben, bevor es verwertet werden darf.
- Ein Symptom ist durch seine **Erstreckung oder Ausstrahlung** auffallend, wie ein Ischias-Schmerz, der sich bis in die Ferse erstreckt, oder die Kopfschmerzen, die vom Nacken ausgehend bis in den Kopf oder bis zu den Augen ausstrahlen.
- Der **Beginn** und das **Ende** des Symptoms sind auffallend, wenn Schmerzen plötzlich beginnen und enden oder Kopfschmerzen in Wellen auftreten.
- Die Kombination zweier **konträrer Symptome** ist auffallend, wenn eine Patientin eine eiskalte Haut hat, aber keine Bedeckung verträgt.
- Die **Periodizität** ist auffallend, wenn ein Patient beobachtet, daß er jeden Tag um 13 bis 14 Uhr friert oder eine Neuralgie jeden Tag zur gleichen Stunde hat.
- Ein **erwartetes Symptom fehlt,** wenn der Patient trotz Fieber keinen Durst spürt oder Masern ohne Hautausschlag auftreten.

Die Geistes- und Gemütssymptome

Die körperlichen objektiven Symptome bieten eine sichere Grundlage für die exakte Arzneiwahl. Die psychischen Symptome dienen der „Diffentialdiagnose" (denn die homöopathische Arzneiwahl ist unsere Arzneidiagnose), wenn mehrere Mittel zur Auswahl stehen. Trotzdem gibt es auch psychische Symptome, die objektivierbar sind.
- Das Symptom betrifft die Veränderungen des **Willens** und der **Gemütslage**: Selbstmordneigung; Abneigung gegen die Anwesenheit von Fremden; Reizbarkeit vor der Periode.
- Das Symptom betrifft die Veränderungen des **Verstandes** und der **Vernunft:** Man verläuft sich in wohl bekannten Straßen und findet nicht mehr nach Hause.
- Das Symptom betrifft die Veränderungen im **Intellekt** oder **Angelernten**: Konzentrationsschwäche beim Lernen; Fehler beim Schreiben; Gedächtnisschwäche beim Lesen.

Die Allgemeinsymptome

Damit sind nicht die Symptome gemeint, die bei vielen Menschen anzutreffen sind, sondern die, die den Menschen als Ganzes betreffen; sie charakterisieren damit den Menschen in seiner Gesamtheit. Die Patienten formulieren es so: „Mir geht es schlechter in jener Situation". Die auffallenden Symptome sind schwerer zu finden, während die Allgemeinsymptome fast immer anzutreffen sind, sogar in einem symptomarmen Fall, der auf wenige durch die Krankheit bedingte Krankheitszeichen reduziert ist.

- Störungen durch **äußere Einflüsse,** wie Klima, Wetter, Sonne, Mond.
- Eigenheiten im **Wundverhalten,** in den Blutungen, in den Seitenbeziehungen, in den Sekreten: Wunden werden kalt, heilen schlecht; alle Beschwerden sind nur auf der rechten Körperseite oder wandern von rechts nach links.
- Eigenheiten bei den **Nahrungsmitteln** (Verschlimmerung, Abneigung, Verlangen): Hier kennzeichnen am meisten die Verschlimmerungen durch bestimmte Speisen, wozu auch die Nahrungsmittelallergien zählen.
- **Schlafsymptome:** auch die Schlafsymptome charakterisieren den Menschen als Ganzes, z.B. Schlaflosigkeit nach 3 Uhr, überwältigende Schläfrigkeit nach dem Mittagessen.
- **Menstruations-, Schwangerschafts- sowie Sexualsymptome:** eine Gesundheitsstörung auf diesem Gebiet ist ebenfalls ein Allgemeinsymptom und gibt Aufschluß über die Krankheitssituation des ganzen Menschen. Dazu gehören z.b. eine verspätete erste Regel, Menses fließen nur nachts oder werden durch Ärger unterdrückt, Metrorrhagie - eine Blutung außerhalb der Menses, ausgelöst durch körperliche Anstrengung, oder ein blutiger Samenerguß beim Mann. Insbesondere in der Schwangerschaft zeigen sich drei Gruppen von Symptomen: erstens die Symptome, die durch die Schwangerschaft bedingt sind, zweitens diejenigen, die erst viel später im Laufe des Lebens kommen werden, und drittens die Symptome des Kindes, was eine homöopathische Therapie sehr sinnvoll macht.

Alle diese Symptome zeigen beispielhaft die vielfältigen Möglichkeiten der persönlichen Ausprägung von krankhaften Zuständen, die in der Schulmedizin unter bestimmten Diagnosen zusammen gefaßt, in der Homöopathie aber dadurch differenziert werden können.

3. Arzneimittelbilder und Arzneimittelprüfung

Die Heilung von körperlichen und psychischen Krankheitszeichen wird in der Homöopathie durch Stoffe erreicht, die im Organismus eine Veränderung hervorrufen, und die als Arzneimittel bezeichnet werden. Diese Stoffe kommen aus verschiedenen Bereichen: 1. aus dem Pflanzenreich, z.b. Belladonna oder Aconit; 2. aus dem Tierreich, z.b. Bufo oder Naja; 3. aus dem Mineralreich, z.b. Arsen oder Calcium; 4. aus Krankheitsprodukten gewonnene Nosoden, z.b. Tuberkulinum oder Medorrhinum; 5. aus gesundem Körpergewebe gewonnene Sarkoden, z.b. Thyreoidinum oder Ovinium; 6. aus sonstigen Quellen, z.b. X-ray (Röntgenstrahlen) oder Magnetis polus australis (der Südpol eines Magneten).

In der Regel werden aus den jeweiligen Bereichen die großen Gifte genommen. Es können aber auch völlig ungiftige Stoffe in der Homöopathie verwendet werden, wie z.b. Lycopodium oder Silicea, die erst durch den Vorgang der Potenzierung zu wirksamen Arzneimitteln werden und in roher Substanz in beliebiger Menge ohne Schaden eingenommen werden können. Die entscheidende Kenntnis über die Wirkung von Arzneimitteln auf den Organismus erlangt man in der Homöopathie über eine „Arzneimittelprüfung" am Gesunden, da bei einem Kranken unkontrolliert Krankheitssymptome in die Prüfung einfließen, die nicht zum Wirkungskreis des Arzneimittels, sondern lediglich zu diesem Kranken gehören. Im Gegensatz zu den in der Schulmedizin üblichen Tests an Tieren und später in Kliniken an Kranken, die bestimmte Aspekte eines Arzneimittels auf eventuell schädigende Nebenwirkungen prüfen. Dieses schulmedizinische Vorgehen bei der Erforschung von Arzneimitteln kann wichtige Erkenntnisse über ein Medikament bringen, die auch in der Homöopathie genutzt werden, aber nicht ausreichend sind. Hier kommt es auf die Totalität der Symptome an, die ein Arzneimittel im gesunden Organismus hervorruft. Angestrebt wird, alle Veränderungen zu erfahren, die ein Arzneimittel im menschlichen Organismus auszulösen vermag. Eine Arzneimittelprüfung im homöopathischen Sinn gilt erst dann als ausreichend und abgeschlossen, wenn Symptome an möglichst vielen oder gar an allen Organgebieten einschließlich der Psyche bei den Prüfern aufgetreten sind. Dazu ist es notwendig, daß sich die Prüfer sowohl aus Männern wie Frauen, möglichst aller Altersgruppen, zusammensetzen.

Die Symptome aller Prüfer werden zu einem Arzneimittelbild zusammengefaßt. Solche Arzneimittelbilder entsprechen tatsächlich den Symptomenbildern bestimmter Funktionsstörungen oder pathologischen Zuständen, wie z.B. der Endometriose. Ohne eine fundierte Kenntnis der Arzneimittelbilder werden verständlicherweise die therapeutischen Möglichkeiten stark eingeschränkt und damit bei individuellen Krankheitszuständen die Heilung eventuell verhindert. Eine umfassende Darstellung bietet ein Repertorium wie das „Repertorium Generale"[33], das ein Verzeichnis aller bisher beobachteten Symptome mit den dazugehörigen Medikamenten enthält.

Für die Arzneimittelprüfung sind Voraussetzungen an die Gewinnung und Herstellung der homöopathischen Arzneimittel geknüpft:

- Die Stoffe müssen (das gilt für pflanzliche und tierische Produkte) am Ort ihres natürlichen Vorkommens gesucht werden. So muß z.b. Arnica von einer wildwachsenden Pflanze in den Bergen, und nicht von einer in einem Arzneigarten im Tiefland angebauten, genommen werden. Auch das Gift der Kobra (Naja) muß von einer wild lebenden Schlange in Südindien stammen, die gewohnt ist, dreckige Ratten zu verzehren, und nicht von einer Schlange im Zoo, die mit fast sterilen weißen Mäusen gefüttert wird.
- Die gewonnenen Stoffe müssen unmittelbar und sofort mit Milchzucker für eine Stunde verrieben werden. Es ist in der Homöopathie seit Hahnemann bekannt, daß Pflanzenteile schon drei Stunden nach ihrem Abschneiden in Gärung übergehen können und damit unarzneilich werden. Die Verreibung mit Milchzucker ist zwar wesentlich arbeitsintensiver als das kostengünstigere Einlegen der Pflanzenteile in Alkohol, hat aber den Vorteil, daß alle Inhaltsstoffe dieser Pflanze vom Milchzucker aufgenommen werden und nicht nur die in Alkohol löslichen Teile.
- Die Stoffe müssen weitere zwei Stunden in Milchzucker bis zur C3 verrieben werden und ab der C4 in Alkohol mit 27 verschiedenen Fläschchen bis zur C30 mit der Hand verschüttelt werden, wobei jedes Fläschchen mit zehn Schüttelschlägen auf eine harte Unterlage aufgeschlagen werden muß.
- Die Stoffe müssen ab der C30 nach der Ein-Glas-Methode mit einer Schüttelmaschine weiter bis zur 200., 1000., 10000. oder gar noch höheren Potenzstufe hinauf potenziert werden.
- Hahnemann hat bei der Dynamisierung (Potenzierung) nicht von einem Mengen-Verhältnis von eins zu hundert gesprochen, sondern von der exakten Angabe von 1 Tropfen und 100 Tropfen. Demgemäß müssen auch genau die Mengen

von einem und hundert Tropfen, d.h. 2,3 ml und nicht eine
beliebige Menge von 10 oder gar 100 Litern, wie das auch
von Herstellern praktiziert wird, genommen werden. Das
Aufschlagen eines Fläschchens mit 2,3 ml mit der Hand bringt
wesentlich mehr Energie in das Arzneimittel als das Schütteln
von 10 Litern.

4. Der Lebenskraft einen Anstoß geben – Die Potenzhöhe und die Dosierung

Der Gründer der Homöopathie, Dr. Samuel Hahnemann, hat
nach vielen Versuchen die Verdünnungsstufen eins zu hundert
(die C-Potenzen) als die besten befunden. Dies bedeutet, daß ein
Teil der Arzneisubstanz mit hundert Teilen Milchzucker verrieben oder daß ein Tropfen der jeweiligen Potenzstufe mit hundert Tropfen Alkohol verschüttelt wird.

Die D-Potenzen sind die Verdünnungsstufen eins zu zehn. Da
ein Medikament sich beim Schütteln in einer 100fachen Verdünnung besser ausbreiten und Arzneikraft entwickeln kann als in
einer nur 10fachen Verdünnung, sind die D-Potenzen insbesondere in den tiefen Potenzstufen weniger wirksam und deshalb
abzulehnen.

Die sogenannten LM-Potenzen (oder Q-Potenzen) sind im
Gegensatz zur landläufigen Meinung lediglich mehr verdünnte -
und nicht **mehr** potenzierte - Tiefpotenzen. Fälschlicherweise
glaubte man, Q-Potenzen genauso häufig wie die D-Potenzen
anwenden zu können, was in der Regel zu Überdosierungen
führte. Das Verschwinden der wenigen für den Patienten lästigen Hauptsymptome erreicht man durch das Eingravieren anderer Symptome des eingenommenen Mittels, die man als zur Therapie dazugehörig hinnimmt.

Grundsätzlich gilt für alle Potenzierungen und für alle Potenzstufen die gleiche Dosierungsanweisung: Ein einziges Mal
eine einzige Dosis von zwei Kügelchen (Globuli) an einem Abend
vor dem Schlafen einnehmen und solange weiter wirken lassen,
bis die Symptome, für die man dieses Medikament genommen
hat, wieder erscheinen. Erst dann wird, wieder nur einmalig, die
Dosis der Arznei wiederholt. Als ob man einen Stein in einen stil-
len See wirft und beobachtet, wie die Wellen schließlich abeb-
ben; erst dann wirft man einen neuen Stein. Man gibt mit dem

Arzneimittel der Lebenskraft einen Anstoß und wartet einfach
ab, was die Lebenskraft nun alles im Organismus in Richtung Heilung in Bewegung setzt. Wenn der Heilungsprozeß zum Stillstand kommt, und die bisher gebesserten Symptome wieder erscheinen, ist das der Zeitpunkt der Wiederholung der ersten Gabe. Allerdings gibt es auch in der Homöopathie Regeln, wie lange mindestens mit der Wiederholung einer bestimmten Potenz gewartet werden muß.

5. Der Krankheits- und Heilungsverlauf

In der Homöopathie unterscheidet man einerseits die akuten
feststehenden Krankheiten, wie z.b. Masern, und andererseits
die chronischen Krankheiten, zu denen alle übrigen wie auch immer bezeichneten funktionellen Beschwerden oder pathologischen Zustände zu zählen sind. Sogenannte akut entstehende
oder subakut, längere Zeit anhaltende Erkrankungen, wie Halsinfektionen, Erkältungen, Blasenentzündungen, Bronchitis, Gastritis, werden als kurzfristig auftretende Äußerungen einer
chronischen Grunderkrankung oder Abwehrschwäche angesehen. Eine chronische Grunderkrankung wird meistens ererbt, seltener erworben. Abhängig von der Schwere der Erkrankung der
Eltern und Großeltern kann ein Mangel an Gesundheit weitergegeben werden. Haben die Eltern kaum gravierende Krankheiten und beide Großeltern ein hohes Alter erlebt, so kann man
davon ausgehen, daß der Patient ziemlich gesund ist. Ein gesunder Eltern- oder Großelternteil kann den Mangel an Gesundheit
des anderen Elternteils ausgleichen. Erworben werden kann
aber eine chronische Krankheit z.B. durch Ansteckung an einer
Geschlechtskrankheit.

Die chronische Grunderkrankung hat keinen feststehenden
Verlauf und erlischt nie ohne Behandlung, weder durch eine robuste Konstitution, noch durch die gesündeste Diät oder Lebensweise. Ausgelöst durch äußere Einflüsse kommt diese bisher
schlummernde Grunderkrankung zum Vorschein und zeigt mehr
oder weniger heftige Symptome. Solche äußeren Einflüsse können verschiedenster Natur sein: ein naßkaltes Klima, ein Leben in
malariaverseuchten Gebieten, ein Vorgesetzter, der einem das
Leben schwer macht, der Verlust eines geliebten Angehörigen,
ein tiefgehender Ärger, ein Unfall mit Gehirnerschütterung,
oder eine zu heftige Anstrengung des Körpers oder des Geistes.
Umgekehrt können äußere positive Einflüsse wie eine günstige

Jahreszeit, eine glückliche Beziehung, oder ein Aufstieg in der beruflichen Karriere auch eine bereits zum Ausbruch gekommene chronische Erkrankung wieder in den latenten Zustand zurückbringen.

Bei einer homöopathischen Behandlung geht die Heilung nach den folgenden drei Regeln vor sich:
Erstens: Von innen nach außen;
Zweitens: Von oben nach unten;
Drittens: In der umgekehrten Reihenfolge des Auftretens.

Das bedeutet, daß sich mit dem Heilungsprozeß erst die inneren Zeichen der Erkrankung und dann die äußeren bessern müssen; daß sich die oberen Zeichen der Erkrankung vor den unteren bessern müssen, und daß zuerst vom Organismus die zuletzt aufgetretenen Störungen in Ordnung gebracht werden und dann erst die weiter zurückliegenden. Während dieser Phasen können frühere teils vergessene Symptome wieder auftreten; ein Zeichen der Heilung, weil der Organismus offensichtlich die Kraft gefunden hat, alte unerledigte Probleme aufzurollen und zu überwinden.

6. Mit dem Ähnlichen statt dem Anderen heilen – Palliation und Unterdrückung von Krankheiten

In der Schulmedizin ist das Ziel der Behandlung, die vom Patienten geklagte Beschwerde zu beseitigen. So wird ein juckender Hautausschlag mit einer Diagnose belegt (z.B. Neurodermitis) und vom Facharzt für Hautkrankheiten entsprechend behandelt. Für die Diagnosestellung ist eine Spezialisierung in einzelne Fachgebiete sinnvoll, für die Behandlung aber zumindest fragwürdig. Denn nach Beseitigung der Neurodermitis kann ein Asthma auftreten, wofür der Hautarzt nicht mehr zuständig ist, und wovon er folglich auch nichts erfährt und sich somit auch nicht mit den Folgen seiner Therapie konfrontiert sieht. Genauso ergeht es dem Orthopäden, der nach Beseitigung eines Knieschmerzes nicht weiß, daß Herzbeschwerden die Folge sein können. Nach Debats[34] bezeichnet sich dieses therapeutische Vorgehen als eine Syndromverschiebung.

Die Verlagerung der Krankheit nannte Hahnemann[35] Palliation (von pallium der Mantel), eine Bemäntelung der ursprünglichen Krankheit. Eine Unterdrückung nimmt dem Körper die

Möglichkeit, die Krankheit außen an den weniger wichtigen Organgebieten zu halten. Eine Palliation verschiebt die Krankheit von einem auf ein anderes, in der Regel zentraleres Organ. Auch schon vor 200 Jahren hatte die Schulmedizin ähnlich gedacht: um eine Epilepsie zu lindern hatte man (in Ermangelung einer besseren Möglichkeit) einen Schnitt im Oberarm gesetzt und in die Wunde ein Haarseil gelegt. Solange die Wunde eiterte, schwiegen die epileptischen Anfälle und kamen erst wieder, nachdem das Haarseil aus der Wunde herausgeeitert war. Hier bestand (und besteht auch heute noch) das Prinzip darin, ein anderes Leiden (griechisch „alloion pathos") zu setzen und damit die vorher bestehende Krankheit zu unterdrücken. Eine Unterdrückung von bestehenden Krankheitszuständen kann man auch ohne jede äußere Einwirkung als ein häufiges natürliches Phänomen beobachten: eine Patientin mit aufgekratzter blutiger Haut voller Krusten bei einer Neurodermitis bekommt plötzlich ohne nachvollziehbaren Anlaß eine wunderschöne Haut (wie ein „Babypopo"). Nach ein bis zwei Tagen entwickelt sich sehr hohes Fieber, welches eine Woche anhält. In dieser Zeit bleibt die Haut unverändert schön. Hätte man zufälligerweise irgendeine Therapie begonnen, so hätte man das als einen glücklichen ersten Erfolg angesehen. Dann vergeht der Fieberzustand und die Haut wird so schlimm wie vorher. Immer steht das gleiche Prinzip der Unterdrückung einer schwächeren chronischen Krankheit durch die stärkere akute hinter diesem Phänomen.

Chronische Grunderkrankungen beginnen sich meist mit nebensächlichen, aber lästigen Symptomen wie einem Hautausschlag, Milchschorf, einigen juckenden Bläschen an den Fingern zu zeigen. Eine Art Signal, damit das Innere adäquat, d.h. mit dem richtigen Mittel behandelt wird. Diese äußeren Zeichen sind oft so schwer aushaltbar und werden in der Regel schnellstmöglichst unterdrückt, oder falls der Patient bereit ist, diese unangenehmen Symptome zu ertragen, verschwinden sie nach einiger Zeit von der Haut von allein, wenn der Organismus nicht kräftig genug ist, die Krankheit außen zu halten, und zeigen sich dann in inneren Störungen.

Es gibt vielfältige Möglichkeiten der Unterdrückung. Bei der homöopathischen Behandlung, bei der neben der Grundkrankheit auch die Folgen solcher Unterdrückungen auszuräumen sind, ist man bemüht, diese Unterdrückung soweit wie möglich wieder rückgängig zu machen und mit der Gabe des richtigen homöopathischen Mittels zu versuchen, die unterdrückten Absonderungen wieder erscheinen zu lassen. Häufig findet der Körper wieder die Kraft, Hautausschlag erneut herauszubringen, was als positives Zeichen zu werten ist, bei dem man natürlich nicht stehen bleiben darf. Hier ist dieses äußere Zeichen als ein Ausdruck der noch nicht endgültig behandelten inneren Störung anzusehen.

VII. Schmerztherapie als Gesamtkonzept

1. Lei(d)tsymptom Unterbauchschmerz?

Frauen, die an Endometriose erkrankt sind, haben es häufig am eigenen Körper erfahren. Manche kennen die Zeit der Periode gar nicht anders als mit heftigsten Schmerzen, bei den meisten haben sich die Beschwerden mit der Zeit entwickelt. Nicht immer ist ein regelmäßiger zeitlicher Zusammenhang zwischen Schmerzen und Periode feststellbar, die Unterbauchschmerzen können auch völlig unregelmäßig oder anhaltend sein. Vielen Frauen gemeinsam ist, daß sie etliche Jahre ausgehalten haben, bevor die Erkrankung Endometriose festgestellt wurde. Eine Zeit, in der sie von ihrer Umgebung unter Umständen komisch beguckt wurden, weil sie „mit ihren Tagen" nicht besser zurechtkommen. Die Symptomenvielfalt macht die Diagnosestellung auch für behandelnde Ärzte und Ärztinnen schwierig. Alle Zeichen der Erkrankung (Symptome) können auch andere Ursachen haben. Teilweise wird die Endometriose auch ohne vorangehende Schmerzsymptome im Rahmen der Sterilitätsdiagnostik (unerfüllter Kinderwunsch) entdeckt oder durch Auffälligkeiten bei einer Routineuntersuchung z.B. bei ungewöhnlichen Zysten im Eierstocksbereich. Die meisten Endometriose-Patientinnen erlebten es als Kränkung, wenn die Schmerzen zunächst als psychisch angesehen wurden, weil sie sich nicht anders erklären ließen. Schnell kann das Gefühl entstehen, als Simulantin zu gelten.

Durch den Sitz von Endometriose-Knoten im Douglas-Raum hinter der Gebärmutter kann es zu Schmerzen beim oder nach dem Geschlechtsverkehr kommen. Auch die Schilderung dieser Symptome kann auf eine falsche Fährte führen, wenn die Erkrankung nicht bekannt ist, und die Beschwerden als Ausdruck einer problematischen Partnerschaft gewertet werden. In der Tat können Schmerzen durch Endometriose Folgen im sexuellen (Er)Leben haben. Um trotzdem Freude an der Sexualität zu haben, braucht es Offenheit, Sensibilität und Kreativität, um die richtige Art und das richtige Maß ausprobieren zu können. Bislang gibt es keine beweisenden psychologischen Untersuchungen, daß Endometriose durch typische Konflikte mit der eigenen Weiblichkeit ausgelöst ist. Bei Frauen, die über viele Jahre Schmerzen im Zentrum ihrer Weiblichkeit haben und keine Kinder bekommen können, kann es sicher als angemessen angesehen werden, wenn sie wütend, aggressiv oder traurig wegen ihrer Erkrankung sind. Auch unbequem für Behandler zu sein, ist bei der Suche nach der individuell richtigen Therapie kein Merkmal für auffälliges Verhalten. Es entspricht dem wechselhaften Verlauf der Endometriose und gleichzeitig der Energie und dem Willen der einzelnen Frau, mit der Krankheit fertig zu werden.

2. Schmerzleitung und Schmerzverarbeitung

Akuter Schmerz ist ein wichtiges Warnsignal des Körpers, durch den wir rechtzeitig bemerken, daß etwas nicht stimmt. Wenn die Ursache gefunden und behoben ist, z.b. die Entfernung eines entzündeten Blinddarms, sind die Schmerzen vorbei. Wenn Schmerzen aber immer wiederkehren, wenn sie **„chronisch"** werden, bekommen sie eine ganz andere Bedeutung. Dabei ist es gleichgültig, ob die Schmerzen eine plausible organische Ursache haben oder ob sie weiterbestehen, wenn die auslösende Krankheit als geheilt gilt. Bei einem Teil von Schmerz betroffener Menschen kann man gar keine faßbare Ursache finden. Trotzdem sind es echte Schmerzen, die mit Leiden verbunden sind. Die Definition von Schmerz in der Medizinersprache bezieht alle diese Gesichtspunkte mit ein: „Schmerz ist ein unangenehmes Sinnes- und Gefühlserlebnis, das mit aktueller oder potentieller Gewebsschädigung verknüpft ist, bzw. mit Begriffen solcher Schädigung beschrieben wird".

Immer ist Schmerz ein Zustand, der den ganzen Menschen betrifft, Körper und Seele, unabhängig davon, ob die Ursache mehr organisch oder mehr seelisch ist. Bei chronischem Schmerz wird dieser von Ärzten und Psychologen manchmal auch als eigenständige Krankheit bewertet („Schmerzkrankheit"), die als solche behandelt werden muß.

In Abbildung 1 werden die vielfältigen Schaltstellen der Schmerzleitung vereinfacht dargestellt, um einen Überblick zu bekommen, auf welchen verschiedenen Ebenen sich Schmerzen beeinflussen lassen. Viele Einzelheiten dieses sehr komplizierten Vorgangs sind jedoch noch nicht bekannt und Gegenstand aktueller Forschung.

- **Schmerzrezeptoren** sind Nerven-Empfangsstellen im Gewebe, die auf unterschiedliche Reize reagieren. Sie werden durch chemische Substanzen, Durchblutungsmangel, Hitze, Kälte, Verletzungen, Dehnungsreize und Entzündungsstoffe aktiviert (erregt).

- **Lernvorgänge in Nervenzellen** sollen bei der Entstehung chronischer Schmerzen beteiligt sein. So können wiederholte starke Schmerzreize eine chronische Übererregbarkeit bewirken und später auch harmlose Reize, wie leichter Druck, den heftigen Schmerz erneut auslösen. Die Zelle „erinnert" sich. So wie die Nervenzelle diese Vorgänge „gelernt" hat, kann sie sie auch wieder verlernen, wenn es gelingt, sie für eine Weile von Reizen abzuschirmen (z.b. durch Lokalanästhesie).

- Vom Schmerzrezeptor leiten Nervenfasern die Impulse zum **Rückenmark,** von dort mit zahlreichen Verknüpfungen und Umschaltungen in verschiedene Teile des Gehirns. Im Bewußtsein (Großhirn) angekommen, registrieren wir den Schmerz. Nur Impulse, die bis dorthin gelangen, werden auch als Schmerz wahrgenommen.

- Man unterscheidet bei der **Schmerzleitung** zwei verschiedene Arten von Fasern, die unterschiedliche Qualitäten haben. Von Muskeln, Haut und Peritoneum (Bauchfell) geht eine Faserart aus. Der Schmerz, den diese weiterleitet, ist hell, scharf und gut lokalisierbar. Von Gewebsstrukturen im Bauchraum leitet eine andere Faserart den Schmerz, der als dumpf und schlechter lokalisierbar beschrieben wird.

- Nach der **Gate-Control-Theorie** zur Schmerzverarbeitung werden auf der Ebene des Rückenmarks die ankommenden Impulse aus dem Körper durch einen „Tor"-Mechanismus geregelt (Tor auf → Schmerzreiz wird durchgelassen, Tor zu → Schmerzreiz gelangt nicht weiter, wird nicht wahrgenommen). Man stellt sich vor, daß eine Konkurrenz zwischen den Reizen, die ins Gehirn gelangen wollen, besteht. Therapeutisch eingesetzte Reize wie einige Richtungen von Akupunktur machen sich diesen Effekt zunutze. Auch mit zahlreichen anderen Methoden ist hier Schmerzausschaltung oder -linderung möglich.

- Körpereigene „Glückshormone", die Endorphine, sind eines unter mehreren biochemischen Schmerzabwehrsystemen des Körpers, die sich als Hemmung des Schmerzerlebens aktivieren lassen.

- **Schmerzen im Beckenbereich** sind häufig mit vegetativen Symptomen verbunden. Körperliche Auswirkungen im Vegetativum auf einen akuten Schmerzreiz kennen sicherlich alle: Herzklopfen, beschleunigte Atmung, Übelkeit, schwitzige Hände und Füße. Bei einem häufigen oder andauerndem Schmerzreiz kann sich das „aufgewühlte" Vegetativum nicht immer von selbst beruhigen. Hier helfen sowohl Entspannung auf der psychischen Ebene als auch zum Beispiel warme Bäder auf der körperlichen Ebene.

- **Gefühle** haben einen starken Einfluß auf das Schmerzerleben. Bei großer Freude spürt man häufig fast gar keinen Schmerz, negativ empfundene Gefühle verstärken die Schmerzen.
- Über das Limbische System (zuständiges Zentrum im Gehirn) sind **Bewußtsein** und **Gedanken** in der Lage, Schmerzen vollständig zu unterdrücken. Ein gutes Beispiel dafür sind Fakire auf dem Nagelbrett, die sich mit starker Konzentration vom Schmerz ablenken können.
- „**Streß**" wirkt auf verschiedenen Ebenen: Er reizt das Vegetativum, erhöht die Muskelspannung und erzeugt negative Empfindungen. Auf all diesen Ebenen kann Streß den Schmerz verstärken. Ein anderer Umgang mit Streß, mehr Gelassenheit, hilft, mit weniger Schmerzen zu leben.

3. Schmerz und subjektives Schmerzempfinden

Ein Teil der Schmerzen bei **aktiver Endometriose** wird durch Prostaglandin-Ausschüttung der Endometrioseherde selbst und bestimmter Freßzellen (Makrophagen) im Zuge der Abwehrreaktion des Immunsystems verursacht. Man erklärt sich verstärkte Uteruskontraktionen (Gebärmutterkrämpfe) und teilweise die Magen-Darm-Beschwerden ebenfalls durch diesen Stoff. Es gibt unter den Schmerzmedikamenten bestimmte Prostaglandinsynthese-Hemmer, die diese Substanz und damit den Schmerz unterdrücken. Neben Prostaglandinen spielen auch andere Botenstoffe und chemische Substanzen bei der Auslösung des Schmerzreizes eine Rolle. Je nachdem, wo die Endometriose angesiedelt ist, werden von den betroffenen Organen Schmerzsignale ausgesendet, z.B. von der Blase oder vom Darm. Vom Darm gehen eher dumpfe Krämpfe aus, von der Blase „Brennen" oder Krämpfe. Andere Herde machen auf sich aufmerksam, indem sie Organumhüllungen oder Bauchfell dehnen, wie z.B. größere Eierstockszysten. Beim Platzen einer größeren Endometriosezyste wird das Bauchfell akut gereizt, die möglicherweise heftigen Beschwerden klingen danach innerhalb einiger Stunden wieder ab.

Beim Abheilen von Entzündungsvorgängen entsteht **Narbengewebe,** auch jeder inaktivierte Endometrioseherd wird letztlich eine kleinere oder größere Narbe. Innere Narben im Bereich des Bauchraums führen dazu, daß Organe, die aneinander liegen,

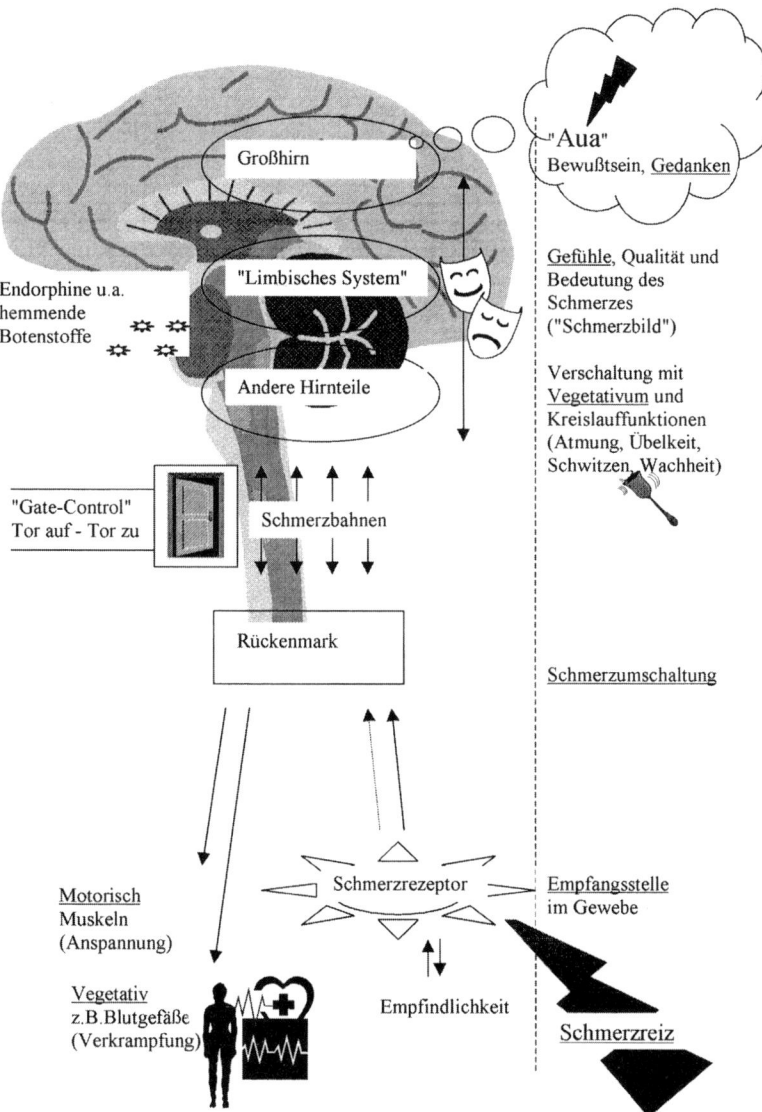

Abb.1 Schmerz bei Endometriose

miteinander „verwachsen" können. Diese „Verwachsungen" sind an unmittelbare Heilungsvorgänge gebunden, z.b. nach Bauchoperationen. Wenn Darmschlingen nicht mehr wie vorher frei verschiebbar sind, können Darmbewegungen und Blähungen heftige Dehnungsreize auf das Bauchfell auslösen. Sinnvoll ist dann, blähende Speisen zu meiden und für einen gleichmäßigen Stuhlgang zu sorgen. Narbengewebe ist nicht so elastisch und nicht so nachgiebig, so daß Schmerzen sowohl in der Bauchdecke wie auch im Inneren durch körperliche Anstrengung und Bewegungen entstehen können. Auch im Bandapparat der Gebärmutter kann es in Folge abgeheilter Endometrioseherde zu ausgeprägten Narben kommen, die bei schwerem Heben oder beim tiefen Eindringen beim Geschlechtsverkehr unangenehme oder schmerzhafte Empfindungen auslösen. Bei aktiven Herden sind die Schmerzen meist viel heftiger.

Rückenschmerzen im „Kreuz" können aus dem Beckenbereich fortgeleitet sein und werden manchmal auch „gynäkologische" Rückenschmerzen genannt. Manche Frauen haben hier die heftigsten Schmerzempfindungen besonders im Zusammenhang mit ihrer Periode. Rückenschmerzen können weiterhin im gesamten Rückenbereich durch reflektorische Verhärtungen der Muskulatur in Folge der Becken- und Bauchbeschwerden entstehen. Es bestehen Reflexverbindungen zu zugeordneten Hautarealen, über die man therapeutisch Einfluß nehmen und den Schmerz lindern kann. Die unausgewogene Haltung („Schon"-haltung), die man einnimmt, wenn es wehtut (oder man befürchtet, daß es weh tut), führt zu Verspannungen im gesamten Bewegungsapparat und zu Kopfschmerzen. Aktivitäten, die die Balance wiederherstellen, beheben gleichzeitig die Schmerzen.

Wie bei anderen mit Gewebsveränderungen und Schmerzen verbundenen chronischen Erkrankungen ist auch bei Endometriose häufig keine vollständige dauerhafte Beschwerdefreiheit zu erreichen. Ein solches unrealistisches Ziel führt zu Enttäuschungen. Weil auch die Ursache der Endometriose selbst letztlich nicht geklärt ist, stehen Endometriose-Patientinnen ganz besonders in der Gefahr, immer weiter nach „der einen" Behandlung zu suchen, die endlich Ruhe und völlige Genesung gibt. Die „passive Rolle", das sich „hilflos fühlen", macht eine Schmerzsymptomatik nach heutiger Erkenntnis aber eher schlimmer. Am Ende kann sich das ganze Leben übermächtig um Schmerzen und Endometriose drehen, zu „Einigelung" (sozialer Isolation) und depressiver Verstimmung führen. Als Partnerin oder Mutter kann sich die Patientin nutzlos fühlen und Sorgen haben, ihre

Aufgaben nicht mehr gut genug zu erfüllen. Problematisch ist es, wenn die Familie und das soziale Umfeld das Rückzugverhalten mit Überfürsorglichkeit unterstützt und sie bestärkt, Hobbys aufzugeben und sich beruflichen Anforderungen nicht mehr zu stellen. Ein anderes typisches Verhalten auch bei Frauen mit Endometriose ist das „Alles oder nichts" Prinzip im Umgang mit dem Körper. Wenn es gut geht, wird so viel geschafft wie möglich, bis die Schmerzen so stark sind, daß nichts mehr geht. Die Konsequenz ist, daß nach diesen „aktiven" Phasen übermäßig lange Erholungspausen nötig werden. Ziel ist hier, ein persönlich angemessenes Verhältnis zwischen Aktivität und Entspannung zu finden, die körperlichen und seelischen Belastungsgrenzen rechtzeitig wahrzunehmen - und trotzdem im Training der Aktivitäten zu bleiben.

Das **Schmerzempfinden** ist individuell von Mensch zu Mensch sehr unterschiedlich. Bei gleichen organischen Veränderungen, wie z.b. inneren oder äußeren Narben, kann jemand heftigste Schmerzen oder aber überhaupt keine Beschwerden haben. Insgesamt sind die körperlich-vegetativen Grundvoraussetzungen, die Konstitution und Irritierbarkeit des „Nervenkostüms" bei Menschen anlagebedingt verschieden.

Das Schmerzempfinden steht zusätzlich in größerem Zusammenhang. Es spielt eine Rolle, wie die Erfahrungen als Kind im **Umgang mit Schmerz** waren, ob die Erziehung eher in Richtung „hart sein gegen sich selbst" ging, oder ob kleine Ereignisse dramatisiert wurden. Darüber hinaus ist bekannt, daß real erlittene Schmerzen z.b. durch körperliche Mißhandlungen in der Kindheit und traumatisierende Verletzungen durch sexuelle Übergriffe die Körperwahrnehmung und Schmerzempfindung dauerhaft beeinflussen können. Der **kulturelle Zusammenhang**, in dem wir leben, beeinflußt ebenfalls unsere Gefühle, unser Denken und damit unsere Wahrnehmung. Schmerz als Teil des Leides, das es zu erdulden gilt, als Teil eines Reinigungsprozesses oder als Aufgabe, Schuld abzuarbeiten, sind Teile solcher Denkmuster. **Die weibliche Rolle** zu leiden, unter Schmerzen zu gebären, schreibt Schmerz und Passivität fest, wo auch Arbeit, Kraft und Aktivität stehen kann. (In der englischen Sprache werden die Geburtswehen heute noch mit dem Wort labour = Arbeit benannt).

Schmerzen, die als bedrohlich und unvorhersehbar eingeschätzt werden und von denen wir glauben, daß wir sie nicht beeinflussen können, werden als viel stärker und quälender empfunden. Menschen, die zu „Katastrophendenken" neigen, benötigen Hilfe zum Unterbrechen des Kreislaufes von Spannung, Angst und Schmerzverstärkung. Psycholog*Innen* sagen, daß Umbewertung von Situationen und Lenkung der Aufmerksamkeit auf andere Dinge erlernbare Möglichkeiten sind, um Schmerzen nicht übermächtig werden zu lassen. Alle Dinge, die uns einfallen, um mehr Lebenszufriedenheit zu finden, helfen, Schmerzen zu vermindern und nicht zum Lebensmittelpunkt werden zu lassen.

4. Therapie als Gesamtkonzept

Es bedarf eines Gesamtplanes der Schmerz- und Endometriose-Therapie, der gemeinsam mit dem behandelnden Arzt/Ärztin festgelegt und je nach Befinden und Lebensplanung geändert werden kann. Eine operative oder spezifische medikamentöse Therapie bringt viele endometriosetypische Beschwerden zum Abklingen, nach Erfahrungen von Patientinnen jedoch nicht immer und nicht alle Beschwerden. Einige sind durch krankheits- und operationsbedingte Narbenbildung zu erklären, andere durch körperliche Veränderungen im Stoffwechsel (Vegetativum, Schmerzempfindlichkeit) oder durch Verspannungen. Die Bedeutung psychischer und sozialer Faktoren spielt bei jedem Schmerzgeschehen eine große Rolle. Einen Standard der Therapie, der bei einer bestimmten Schmerzform für jede Patientin paßt, gibt es auch für andere Erkrankungen nicht. In der Schmerzbehandlung geht es im Einzelfall darum, genau die Therapie herauszufinden und anzuwenden, die der persönlichen körperlichen und seelischen Verfassung entspricht. Dieses kann mit oder ohne Schmerzmedikamente geschehen. Eine möglichst niedrige Dosis ist erstrebenswert, um die Nebenwirkungen auf andere Organsysteme gering zu halten.

Einige Behandlungsformen können recht wirksam sein, der Patientin jedoch hohe „Kosten" aufbürden. Eine hilfreiche Methode der Entscheidungsfindung ist, „Kosten und Nutzen" gegeneinander abzuwägen. Bei Schmerzmedikamenten kommen manche Patientinnen zu dem Schluß, daß die „Kosten" größer als der „Nutzen" sind, wenn sie sehr müde werden oder z.B. Magenprobleme bekommen. Auch die Entscheidung für oder gegen eine anstehende Operation kann auf diese Weise abgewogen werden. Die „richtige" Medizin ist die, die einem Menschen wieder weitestmöglich Gesundheit und Wohlbefinden bringt. Es gehört die Aktivierung der Selbstheilungskräfte dazu und die Nutzung der Kräfte der Natur durch Anwendung von Wärme und Kälte, pflanzlichen Stoffen, gezielter Bewegung und Entspannung, Ernährungs- und Lebensstiländerungen.

„Wir sind doch nicht im Kopf krank, sondern im Bauch!" sagen viele Endometriosepatientinnen, wenn ihnen zu begleitender psychologischer Hilfe geraten wird. Daß Schmerz jedoch immer ein Vorgang von „Körper und Seele" ist, ist unbestritten, und Schmerz läßt sich deswegen auch von verschiedenen Seiten her verändern. In der Tat ist es für Endometriosepatientinnen jedoch ein Problem, wenn unterschiedliche Therapieformen „nebeneinander" oder sogar konkurrierend versucht werden, statt in einem abgestimmten Plan und mit einem vertrauten Team aus Behandler*Innen* verschiedener Berufsgruppen. Die psychologischen Therapeut*Innen* und Physiotherapeut*Innen* sollten Kenntnisse über die gynäkologische Erkrankung, die damit verbundenen organischen Veränderungen und die aktuelle medikamentöse Therapie haben und umgekehrt die ärztlichen Behandler*Innen* über die angewendeten zusätzlichen Methoden und den Verlauf der Therapie.

Schmerzmedikamente

Die WHO hat ein Stufenschema zur Behandlung von Schmerzen bei chronischen Erkrankungen entwickelt: In Stufe 1 befinden sich die peripher (am Ort der Schmerzentstehung) wirksamen Medikamente. In Stufe 2 kommen dazu schwach wirksame Morphinabkömmlinge als zentral wirksame Stoffe (Wirkentfaltung an höheren Stellen der Schmerzleitung und im Gehirn). In Stufe 3 werden stark wirksame Opioide in Kombination oder als Einzelsubstanzen eingesetzt. Vor allem in Stufe 2 und 3 nutzt man darüber hinaus Wirkstoffe, die die Wirkung der Schmerzmittel unterstützen (Ko-Analgetika). Dazu gehören Medikamente gegen Depressionen und Epilepsie, die man bei Schmerzzuständen deutlich niedriger dosieren muß, als bei den genannten Hauptanwendungsgebieten. In allen Stufen werden nicht-medikamentöse Maßnahmen in Kombination vorgesehen.

Im folgenden wird eine Auswahl Substanzen und deren Wirkprofil bei endometriosebedingten Schmerzen für eine „überlegte" Schmerzmitteleinnahme beschrieben. Grundsätzlich unterscheidet sich die Zubereitungsart als Tabletten, Kapseln, Zäpfchen oder Spritzen hinsichtlich der Nebenwirkungen sowie der Geschwindigkeit des Wirkungseintrittes und Dauer der Wirkung. Die Nebenwirkungen sind in dieser Aufzählung nicht umfassend berücksichtigt, im konkreten Fall ist Rücksprache und Beratung erforderlich.

Einzelne Wirkstoffe:

• **Acetylsalizylsäure** (ASS) ist ein gebräuchlicher und bekannter Wirkstoff. Das Medikament wirkt schmerzlindernd, entzündungshemmend und fiebersenkend. Es greift in die Synthese von Prostaglandin ein, einem Stoff, der auch bei Endometriose verstärkt freigesetzt wird. Untersuchungen bei gynäkologischen Schmerzen haben gezeigt, daß ASS um so effektiver Schmerzen beherrscht, je weniger schmerzhaft die Ausgangslage ist. Es wirkt also eher bei schwächeren Schmerzen im Zusammenhang mit Endometriose. Dazu kommt, daß höhere Dosen ASS über einen längeren Zeitraum wegen häufiger Magenprobleme nicht gut verträglich sind. In niedriger Dosis hat es sich als wirksam zur Schlaganfall- und Herzinfarkt-Vorbeugung erwiesen, da es die Blutplättchen (Thrombozyten) beeinflußt und damit die Blutgerinnung vermindert.

• **Ibuprofen** ist ebenfalls ein Schmerzmittel aus der Gruppe der Prostaglandinhemmstoffe. Es wird seit langem in der Rheumatherapie erfolgreich eingesetzt und ist stärker wirksam als ASS. Die Nebenwirkungen ähneln denen von ASS.

• **Diclophenac** stammt auch aus diesem Formenkreis, ist ebenfalls stärker wirksam als ASS und hat einen ausgeprägten abschwellenden Effekt, der bei starker Begleitschwellung des Gewebes im Rahmen einer Endometrioseerkrankung oder nach Operationen bei verschwollenen Wunden erwünscht sein kann. Es hat nicht den gleichen Einfluß auf die Blutgerinnung wie die beiden oben genannten.

• **Naproxen** unterscheidet sich von den vorhergehenden Prostaglandinsynthesehemmern durch eine deutlich verlängerte Wirkung (ca. 8 Stunden). In der Praxis hat es sich in vielen Fällen als wirksames Mittel bei Endometrioseschmerzen erwiesen (besonders bei der Periode). Mit der Einnahme sollte schon am Tag vor Einsetzen des starken Regelschmerzes begonnen werden.

Es gibt noch eine Reihe weiterer Medikamente der gleichen Wirkstoffgruppe, die individuell verträglicher oder besser wirksam sein können.

• **Paracetamol** ist eine Alternative zu ASS und wird häufig angewendet. Es verursacht deutlich weniger Magenbeschwerden und Blutungsrisiken. Vom Wirkspektrum her ist es stärker fiebersenkend als ASS. Bei zu hoher Dosierung kann es zu Leber- und Nierenschädigungen kommen, allergische Reaktionen sind seltener.

- **Novaminsulfon** ist in der Wirkstärke ASS und Paracetamol vergleichbar und gut fiebersenkend. Da es seltene, aber dann sehr schwerwiegende Blutbildungsstörungen auslösen kann, wird es sehr zurückhaltend verordnet.
- **Butylscopolamin, Mebeverin** u.a. gehören zu den krampflösenden Medikamenten (Spasmolytika) und nicht zu den eigentlichen Schmerzmitteln. Besonders bei Darmkrämpfen und Gebärmutterkrämpfen haben sie eine entspannende Wirkung auf die Muskulatur dieser Organe. Die Nebenwirkungen sind eher gering.

Aus dem Schlafmohn, oder vollsynthetisch hergestellt, gibt es zahlreiche sogenannte **Opioide**. Sie entfalten ihre schmerzlindernde Wirkung an den Schaltstellen des Zentralnervensystems. Segensreich sind die stark wirksamen Medikamente bei Schmerzen durch Krebserkrankungen, aber auch nach Unfallverletzungen und bei Operationen.

- **Tramadol** zählt zu den vergleichsweise schwächeren Opioiden und wird auch bei starken Endometrioseschmerzen eingesetzt. Es sollte nur verwendet werden, wenn mit anderen Wirkstoffen keine Linderung zu erreichen ist. Es erzeugt als unerwünschte Wirkung Übelkeit und Verstopfung und kann das Reaktionsvermögen beeinflussen. Wenn eine häufige, z.b. tägliche Einnahme notwendig wird, sollte bei „aktiver" Endometriose eine operative bzw. Hormontherapie als Alternative vorgezogen werden. Ein Nachlassen der Wirksamkeit und auffällige Dosissteigerung sprechen auch für die Entwicklung einer Abhängigkeit. Wenn diese Entwicklung erkennbar oder befürchtet wird, sollte kompetente Hilfe aufgesucht werden.
- **Codein** wird eher selten bei Endometriose eingesetzt. Es ist ein Zusatzmedikament zur Nacht, da es außer schmerzlindernder Wirkanteile auch stark müde macht. Auch Codein sollte nur kurzfristig benutzt werden.

Lokalanästhetika sind örtliche Betäubungsmittel zur vorübergehenden Schmerzausschaltung. Die Wirkstoffe (Procain, Lidocain u.a.) hemmen die Fähigkeit der Nerven, Schmerzimpulse zu übertragen. Nach Endometrioseoperationen werden sie hilfreich z.B. im Bereich der Bauchdecke in Form von „Quaddeln" eingesetzt. Gegen Unterbauchschmerzen sind auch in der Tiefe positive Wirkungen zu erreichen, die man sich durch Reflexschaltungen erklärt. Bei der **Neuraltherapie** - einer komplexen Therapie mit Lokalanästhetika - werden zusätzliche „Herde" und „Störfelder" wie Mandeln oder Zähne berücksichtigt.

Hinweise zur Selbstbehandlung

- Alle Schmerzmittel haben erwünschte und unerwünschte Wirkungen (Nebenwirkungen), auch die frei verkäuflichen.
- Monopräparate enthalten nur einen Wirkstoff; sie sind in der Regel besser geeignet als Kombinationspräparate mit mehreren Wirkstoffen. Besonders die Kombination mit beruhigenden oder anregenden Stoffen wird kritisch beurteilt, da die Gefahr besteht, daß die Präparate wegen dieser Zusätze weiter eingenommen werden.
- Schmerzmittel sollten nicht regelmäßig oder länger als drei Tage ohne Rücksprache mit dem behandelnden Arzt/Ärztin eingenommen werden. (Auch 12mal im Jahr für 2 bis 3 Tage gilt als regelmäßig). Bei Allergien, Asthma, Magen-, Leberoder Nierenerkrankungen ist auf jeden Fall vorher ärztliche Beratung erforderlich.
- Die Notwendigkeit der Einnahme sollte genau geprüft werden.
- Schmerzmedikamente nicht auf nüchternen Magen einnehmen und ausreichend Flüssigkeit (am besten Wasser) dazu trinken, dann mindestens eine halbe Stunde abwarten, ob die erwünschte Wirkung eintritt, bevor die Dosis erhöht wird.
- Nicht mehr einnehmen, als die Dosierungshinweise im Beipackzettel vorschreiben.
- Andere nicht-medikamentöse Maßnahmen zur Schmerzlinderung anwenden.
- Die Wechselwirkung mit Alkohol, anderen Medikamenten und körperlicher Verfassung (z.b. große Müdigkeit) beachten.

Noch ein wichtiger Tip zur Schmerzmitteleinnahme:

Wenn Schmerzmedikamente benötigt werden, sollte man nicht mit der Einnahme warten, bis die Schmerzen unerträglich geworden sind. Ab einem bestimmten Punkt schaukeln sich Schmerzen hoch und sind nur mit höheren Dosen an Medikamenten zu bremsen. Man braucht also im Endeffekt dann mehr Wirkstoff.

Massagen und physikalische Therapien

Die unterschiedlichen **Massageformen** sind klassische Behandlungsmethoden. Am häufigsten werden Massagen bei Erkrankungen und Verspannungen im Bereich der Muskeln und des Bewegungsapparates eingesetzt. Es gibt verschiedene Schulen und Kombinationen aus Reiben, Kneten, Rollen, Klopfen und Drücken. Massagen sind bei einer Schmerzproblematik nicht isoliert zu betrachten und anzuwenden. Eingepaßt in ein ganzheitliches Therapiekonzept jedoch können sie ein sinnvoller Baustein zur längerfristigen Schmerzreduktion sein. Die Wirksamkeit der Methoden ist individuell unterschiedlich und läßt sich nur ausprobieren. Man stellt sich vor, daß Massagen auch die Schmerzempfindlichkeit insgesamt dämpfen. Der direkte Körperkontakt und die menschliche Zuwendung kommen dazu und können ein positiveres Körpergefühl bewirken und damit Schmerzen vermindern.

Die **Klassische Muskelmassage** ist für Menschen mit chronischem Schmerz eine wohltuende Ergänzung zum Lösen von Verspannungen im Muskelbereich, z.B. in der Rücken- oder Schulter-Nacken-Region. Die **Bindegewebsmassage** arbeitet mit Verschiebungen des Unterhautbindegewebes und setzt vegetative Reize. Lockerung, Entspannung und Durchblutungsförderung werden auch an tiefergelegene Gewebe weitergeleitet. Diese intensive Therapie hat bei Menstruationsstörungen und Unterbauchschmerzen bei vielen Frauen einen günstigen Einfluß. Bei der **Reflexzonenmassage** macht man es sich zunutze, daß es zwischen den Organen und der Körperoberfläche Reflexverbindungen gibt. Über diese umschriebenen Zonen (oder Punkte) kann Schmerz und Verkrampfung der inneren Organe beeinflußt werden. Es könnte auch durch das Setzen von „Gegenreizen" die Schmerzempfindung herabgesetzt sein. Zahlreiche andere Verfahren beruhen auf ähnlichen Wirkprinzipien und beschreiben sie mit Worten wie: „Wiederherstellung der Energiebalance" oder „Blockadelösung". Etwas aus dem Gleichgewicht Geratenes soll wieder in Einklang gebracht und der Körper dabei unterstützt werden.

Akupressur kommt als Druckpunktmassage aus der traditionellen Chinesischen Medizin (TCM), **Shiatsu** ist ein japanisches Verfahren; es gibt auch **Akupunktmassage-** und **Meridianmassageformen**. Die Wirkung kann noch verstärkt werden durch die Verwendung spezieller Ätherischer Öle (Duft- und Aromastoffe) bei der Massage. Manche Handgriffe eignen sich gut zur Selbstbehandlung oder Partnermassage und können von den ausgebildeten Therapeut*Innen* erlernt werden.

Bestimmte Verfahren der **Akupunktur** haben in der Schmerztherapie inzwischen einen festen Platz und werden erfolgreich eingesetzt. Akupunktur arbeitet mit bestimmten, genau lokalisierbaren Punkten, die durch feine Nadeln stimuliert werden. Die Wärme- und Kälteanwendungen, Packungen, Bäder und Güsse bedienen sich natürlicher physikalischer Kräfte. Eine Vielzahl von Möglichkeiten stehen zur Verfügung, die die Körperreaktionen aktivieren bzw. harmonisieren helfen. Warme **Sole- und Kohlendioxidbäder**, Teilbäder und Sitzbäder bewirken eine Durchblutungssteigerung und Krampflösung, warme Fußbäder haben einen günstigen Einfluß auf die Bauch- und Beckenorgane. Bei **ansteigenden Bädern** wird die Temperatur langsam erhöht. Den Bädern werden teilweise entspannende oder anregende Öle und Pflanzenextrakte beigesetzt. **Wechselbäder** bestehen aus abwechselnden (etwas häufigeren) Wärmephasen mit (kürzeren) Kaltphasen. **Kalte Bäder**, Güsse und Wassertreten (Kneippkur) können zum Training der Blutgefäße und zur Stoffwechselanregung angewendet werden, nicht jedoch bei akutem Menstruationsschmerz.

Rhythmische, regelmäßige Reize werden bei Kuren über einen festgelegten Zeitraum zur vegetativen Umstimmung im Rahmen eines Kurplans verordnet. Auch zu Hause erreicht man einen längerfristigen Effekt nur durch regelmäßige Anwendungen. Im Einzelfall sollte jede Frau für sich erproben, was hilfreich ist. Viele kennen die entspannende Wirkung eines warmen Wannenbades auch im akuten Stadium.

Bäder und Packungen (aus Heilschlamm, Fango oder Schlick) werden als Kurmittel in Kurkliniken angewandt, es gibt auch Fertigpräparate im Handel. Von Moortherapie im Bereich des Unterbauches und als Vollbad wird bei Endometriose abgeraten, da hinterher ein „Aufflackern" von Endometrioseherden beobachtet wurde. **Warme Leib-Wickel**, die mit einem Sud aus Pflanzenauszügen getränkt sind, oder Pflanzenbestandteile enthalten, können helfen. Hier wird bei Unterbauchschmerzen vor allem der „Heublumensack" eingesetzt. Ein einfaches Hausmittel ist die gute alte Wärmflasche. Frauen, denen Wärme subjektiv unangenehm ist und die Schmerzempfindlichkeit steigert, können auch lauwarme oder kalte Kompressen oder Packungen verwenden.

Beispiele für andere physikalische Verfahren: **Ultraschall** kann Unterbauchbeschwerden, auch bei „Verwachsungen" positiv beeinflussen. Ultraschall ist keine Bestrahlung und nicht gefährlich, es erzeugt eine milde Wärme in der Tiefe sowie eine leichte Vibrationsmassage. Bei **TENS (T**ranskutane elektrische **N**ervenstimulation**)** werden von einem kleinen tragbaren Gerät niedrige Stromimpulse über Klebeelektroden an die Haut abgegeben. Durch diese Impulse werden Nerven „gereizt" und die Schmerzleitung gehemmt. Die Methode ist gut erprobt, nach Anleitung durch Fachpersonal kann sie zur Selbstbehandlung eingesetzt werden.

Körperliche Aktivität und Bewegung

Körperliche Bewegung ist ein notwendiger Baustein einer komplexen Schmerztherapie neben Medikamenten, „Zusatzverfahren" und Entspannung. Bewegung bringt dem Körper andere Sinneserfahrung, verbessert die Durchblutung, baut Muskeln auf und verbessert die Stimmung. Stoffwechselprozesse werden aktiviert und belastende oder schädliche Substanzen werden schneller abgebaut. Für Menschen, die sich mit Schmerzen zurückgezogen haben, ist es zunächst eine Überwindung, wieder körperlich aktiv zu werden. Nach längerer Ruhigstellung des Körpers kommt es natürlicherweise am Anfang jeden Trainings zunächst zu einem leichten bis mäßigen Anstieg der Schmerzen, der aber wieder nachläßt. Auch muß jede Patientin individuell herausfinden, wie sie ihre Aktivität in kleinen Schritten wieder steigern kann.
Nach einer Operation mit Narben im Bereich der Bauchdecke und des Beckens und z.b. starken Rückenschmerzen ist eine spezielle abgestimmte **Krankengymnastik** als Anleitung sinnvoll. Die stärkenden Übungen können später selbständig fortgeführt werden.
Die **Feldenkrais-Methode** (benannt nach Moshe Feldenkrais) hat sich bei chronischen Schmerzpatientinnen als nützlich herausgestellt. Eingefahrene Bewegungsabläufe werden auf sanfte Weise in kleinen, bewußten Bewegungen „umgelernt". Die Körperwahrnehmung wird verstärkt und mehr Wohlbefinden erreicht. Auch die **Zilgrei-Methode** gibt eine Anleitung, um auf behutsame Art die Balance im Organismus wieder herzustellen. Eine weitere Möglichkeit ist die **Eutonie oder Alexandertechnik.** Hierbei werden spezielle harmonisierende Körper- und Atemübungen eingesetzt (Eu = gut, tonus = Spannung). Verbreitete Bewegungstherapien aus der chinesischen Medizin sind **Qigong**

oder **Tai Chi.** Alle Bewegungen, die mit Freude verbunden sind, wie erholsame (aber trotzdem nicht unbedingt langsame) Spaziergänge oder auch Tanzen oder Musikgymnastik, sind hochwirksame „Therapien", vor allem, wenn sie gemeinsam mit anderen in einer Gruppe durchgeführt werden.

Viele Ausdauersportarten eignen sich gut für die Weiterführung körperlichen Trainings (Schwimmen, Radfahren, Skilanglauf, Walking, Aqua-Jogging usw.). Frauen mit Unterbauchschmerzen wie bei Endometriose sagen, daß sie kräftige Erschütterungen, wie sie beim Jogging entstehen, eher nicht so gut vertragen. Eine feste Regel läßt sich daraus jedoch nicht ableiten. Genauso wenig ist Leistungssport oder irgendeine Sportart als solche gefährlich oder ungefährlich. Wichtig sind angemessene Trainingsintervalle sowie Phasen von Entspannung und Erholung.

Psychologische Hilfen und Entspannungsverfahren

Psychotherapie im engeren Sinn beschäftigt sich mit individuellen und familiären Lebensentwicklungen, aktuellen und ungelösten Konflikten, Suchtproblematik, Ängsten, Depressionen und Krisensituationen. Es gibt unterschiedliche Psychotherapie„schulen" und Therapeut*Innen*persönlichkeiten. Bei der Auswahl ist es sinnvoll, sich vorher zu erkundigen, was und wer passend sein könnte.

Frauen empfinden im Zusammenhang mit Endometriose den Weg der Psychotherapie als hilfreich, um sich und ihre Lebenszufriedenheit zu stärken und sich in ihrem Körper wieder wohl zu fühlen. Manche Frauen sehen auch einen Zusammenhang zwischen dem Auftreten der Endometriose und bestimmten Spannungen oder Problemen und möchten sich längerfristig umorientieren.

Unterschiedliche psychologische Verfahren helfen, Streß und Spannung abzubauen (Entspannungstechniken).

Grundsätzlich können diese Methoden (Entspannungstechniken) eher von **Körperübungen** oder von **Vorstellungsübungen** (Autosuggestion) ausgehen. Egal, welches Verfahren gewählt wird, es ist ratsam, zunächst kompetente Anleitung bei ausgebildeten Trainer*Innen* zu erfahren. Übungsfehler können sich nicht erst verfestigen, und bei auftretenden unangenehmen oder bedrohlich empfundenen Gefühlen ist eine erfahrene Person anwesend. Später können viele Techniken selbständig durchgeführt werden, manche auch als abgewandelte „Kurz-Entspannung" in Schmerz- und Spannungssituationen. Alles sind Formen, die aktive Mitarbeit und regelmäßige Übung erfordern. Die **progressive Muskelentspannung nach Jacobson** arbeitet mit Anspannung und Entspannung von Muskelgruppen. Es ist ein vielfach eingesetztes und erprobtes Verfahren und im Verhältnis leicht erlernbar. Das **Autogene Training** (AT) ist ein Suggestiv-Verfahren und eine Art Selbsthypnose. Organfunktionen wie Puls und Wärmeempfinden können gesteuert werden, die sonst dem Willen nicht zugänglich sind. Das AT ist ebenfalls ein bekanntes Verfahren, benötigt aber meist mehr Übung und liegt nicht jedem Menschen gleich gut. Verschiedene **Atemtherapie-formen** bestehen als eigenständige Körpertherapien oder integriert in andere Verfahren. Die bewußte Wahrnehmung des Atemflusses und dessen Lenkung kann vegetative Körperfunktionen beeinflussen, Emotionen lösen und entspannend wirken.

Biofeedback ist eine Entspannungsmethode, in der Geräte zur Verbesserung der Wahrnehmung zwischengeschaltet werden (feedback = Rückmeldung). Der Puls, die Atmung, die Muskelspannung u.a. können auf dem Bildschirm gesehen oder als Ton gehört werden. Später sollen die Körperfunktionen ohne Gerät gesteuert werden können.

Manchen Menschen ist **Yoga** gut zugänglich, eine besondere Form bei Menstruationsbeschwerden ist das sogenannte **Luna-Yoga**. **Meditationstechniken** führen in eine spirituell-religiöse Ebene und auch in einen körperlich tief entspannten Zustand. Die Schmerzempfindung kann vollständig ausgeschaltet sein. **Imaginative Techniken** bedienen sich innerer Bilder (Visualisierung), die sich aus Erlebtem, der Gefühlswelt und kreativer Phantasie zusammensetzen. Die Vorstellung ruhiger, positiver Szenen vermindert Angst und Schmerzen. Auch die Lenkung der Kraft in Richtung Gesundung kann die Selbstheilung stärken. Eine Methode, in der diese Technik für Endometriose ausgearbeitet wurde, ist die Wildwuchs-Methode.

Schmerzbewältigungsprogramme haben zum Ziel, einen guten Lebensrhythmus zu finden. Sie bestehen aus einem umfassenden informativen Teil über das Schmerzgeschehen und Möglichkeiten psychologischer Schmerzkontrolle sowie dem Erlernen von Entspannungstechniken, einem Anti-Streß-Training und Methoden zur Veränderung der persönlichen Einstellung gegenüber dem Schmerz. Diese integrativen verhaltenstherapeutischen Konzepte haben sich als Gruppenprogramm im Umgang mit chronischen Schmerzen bewährt.

VIII. Das Bad Salzufler
Rehabilitationsmodell bei Endometriose

1. Ziele der Rehabilitation

Die medizinische Rehabilitation dient der Wiederherstellung der Gesundheit und körperlich-seelischem Wohlbefindens. Wo dies nicht mehr erreichbar ist, ist das Ziel der Rehabilitation „Lebenlernen mit Einschränkungen bei größtmöglicher körperlich-seelischer und sozialer Gesundheit". Konkretes Anliegen der Rehabilitation ist die Erhaltung der Erwerbsfähigkeit. In Deutschland besteht ein gesetzlicher Anspruch auf Rehabilitationsleistungen.

Bei Endometriosepatientinnen ist das Ziel der gynäkologischen Rehabilitation die Beseitigung von krankheits- und operationsbedingten Funktionsstörungen und Schmerzen im Unterbauch. Eine weitere Zielsetzung ist die Entwicklung längerfristiger Handlungsstrategien zur Vermeidung eines Krankheitsrezidivs oder zur Erfüllung eines etwaigen Kinderwunsches. Und schließlich geht es um die Beseitigung psychischer Störungen, die im Zusammenhang mit der Krankheit entstanden sind, und um die Bewältigung des unerfüllt gebliebenen Kinderwunsches. Die Endometrioserehabilitation befaßt sich also mit dem komplexen Schmerzgeschehen, der sexuellen Erlebnisstörung, dem unerfüllten Kinderwunsch, und der Erschöpfungsdepression. An Endometriose erkrankte Frauen wissen aus leidvoller Erfahrung, daß für sie Rehabilitationsmöglichkeiten in Deutschland dünn gesät sind, und daß es bisher nur sehr vereinzelt Behandlungskonzepte gibt.

Auch die Krankenkassen und Rentenversicherungsträger tun sich schwer, diese weitgehend unbekannte Frauenkrankheit mit den vielen Erscheinungsbildern in ihrer wahren Dimension für die Gesundheit und Erwerbstätigkeit der betroffenen Frauen richtig einzuschätzen, so daß die wenigen Kuranträge oft abgelehnt werden. Nicht selten werden Endometriosepatientinnen auch in psychosomatische Kliniken ohne gynäkologische Betreuung eingewiesen. Mir selbst als Rehabilitationsgynäkologin wurde auch erst während des ersten ganzheitsmedizinischen Endometriosekongresses in Augsburg, der von einer Selbsthilfegruppe organisiert wurde und bei dem mehr als hundert an Endometriose erkrankte Frauen anwesend waren, klar, wie groß der Bedarf an Aufklärung und Information, an Öffentlichkeitsarbeit, an politischem Engagement und schließlich an einem fachübergreifenden und ganzheitlichen Behandlungskonzept der Endometriose ist. Im folgenden beziehe ich mich auf das Bad Salzufler Modell der Endometriosebehandlung, das wir im Anschluß an den Augsburger Endometriosekongreß entwickelten.

2. Krankheits- und Lebensgeschichte sind eng miteinander verbunden

Zunächst möchte ich die Krankheitsgeschichte einer unserer typischen Endometriosepatientinnen schildern:
Martina K. ist 33 Jahre alt und Sekretärin. Sie hat keine Kinder und ist seit 6 Monaten arbeitslos. Sie kam zu uns nach Entfernung der Gebärmutter und eines Eierstockes. Vom anderen Eierstock blieb nur ein Rest übrig. Insgesamt hatte Frau K. 4 Unterleibsoperationen und 6 Bauchspiegelungen sowie zahlreiche Hormontherapien hinter sich. Schon als junges Mädchen hatte Frau K. starke Schmerzen vor und während der Regel, die sich verringerten, solange sie die Pille einnahm. Als sie mit 22 Jahren schwanger werden wollte, setzten die Schmerzen sehr heftig ein und es wurde die erste Bauchspiegelung durchgeführt, durch die eine ausgedehnte Endometriose festgestellt wurde. Drei Monate erhielt sie Spritzen, die sie künstlich in die Wechseljahre versetzten und die sie sehr schlecht vertrug. Die erneute Bauchspiegelung ergab keine Endometrioseherde mehr, und sie glaubte, geheilt zu sein. Bereits nach wenigen Monaten traten erneut Schmerzen auf. Jetzt hatte sie auch Schmerzen beim Verkehr, und der Arzt stellte eine sogenannte Douglas-Endometriose fest, d.h. die schmerzhaften Endometrioseherde saßen direkt hinter dem oberen Scheidenende. Wieder Operation, Hormontherapie, Bauchspiegelung. Bei den folgenden Eingriffen wurden mehr und mehr Verwachsungen festgestellt, die entstanden waren durch die vorhergehenden Operationen. Schließlich kam es zu einem Verschluß der Eileiter, so daß keine Chance mehr bestand, auf normalem Weg schwanger zu werden. Auch die sogenannte Retortenbefruchtung, die sie nur sehr ungern durchführen ließ, blieb erfolglos. Wegen der vielen Krankschreibungen verlor Frau K. schließlich ihren Arbeitsplatz. Auch die Ehe litt sehr unter den ständigen Schmerzen, den sexuellen Problemen und dem vergeblichen Kinderwunsch. Die Eheleute sprachen bereits von

Trennung. Während der Operation, kurz vor Aufnahme der Patientin, kam es zu einer schweren Komplikation: Es wurde der Darm verletzt und es mußte ein Teil des Darmes entfernt werden. Daraufhin wurde durch das Krankenhaus eine Anschlußheilbehandlung AHB beantragt, und die Patientin wurde bei uns aufgenommen.

Betrachten wir die Krankheitsgeschichte unserer Patientin etwas genauer, so wird deutlich, daß es nicht nur die durch die Endometriose bedingten Beschwerden und die damit verbundenen Behandlungen waren, die sie in ihrer Lebensfreude beeinträchtigten, sondern daß es die daraus folgenden Lebensumstände waren, die ihr zu schaffen machten und sie immer weiter abrutschen ließen: Sie verlor den Arbeitsplatz, die Ehe drohte auseinanderzubrechen, sie verlor den Kontakt zu ihren Freundinnen, denen sie mit ihren dauernden Krankheiten auf den Geist ging. Schließlich, so sagte sie, verlor sie ihr Selbstvertrauen, wurde unsicher, zog sich zurück und reagierte gekränkt auch auf Menschen, die ihr eigentlich helfen wollten. Da sie das Vertrauen in ihre Ärzte verloren hatte, wechselte sie häufig den Frauenarzt auf der Suche nach einer endgültigen Lösung. Ihre Kinderlosigkeit setzte sie mit Nutzlosigkeit gleich, manchmal fürchtete sie, depressiv zu werden.

3. Erarbeiten von Therapiestrategien

Frauen, die sich in einer solch ausweglosen körperlichen und seelischen Situation befinden, müssen raus aus ihren vier Wänden. Sie brauchen Abstand zu ihrem Partner, zu den Schwiegereltern und zu den Arbeitskolleginnen. Da kaum eine Endometriosepatientin eine andere mit gleicher Krankheit kennt, ist der Wunsch groß, gleichbetroffene Frauen zu treffen, sich mit ihnen auszutauschen. In der Rehabilitation lernen sich Frauen kennen, mit ähnlichen Lebens- und Krankengeschichten, die ebenfalls ihren Kinderwunsch nicht erfüllen konnten und Angst vor Hormonbehandlungen haben. Ein Zeitraum von drei bis vier Wochen ist dazu geeignet, gleichzeitig zur Ruhe zu kommen und neue Kräfte zu sammeln. Vor allem aber dient der Aufenthalt dazu, einmal als „Normalfall" und nicht als „Ausnahmefall" eine neue Sichtweise der Krankheit zu erhalten. Ein Zimmer für sich allein, eine kleine Patientinnenbibliothek, Gespräche unter Frauen, das Gefühl, verstanden zu werden, alles Voraussetzungen, wieder gesund zu werden.

Gesprächsgruppen: Aufklärung und Information

Es ist erschreckend, wie wenig die Frauen über ihre eigene Krankheit wissen. Ausdrücke wie Schokoladenzysten, Konglomerattumoren, Verwachsungen und Verwucherungen verunsichern sehr und lassen den Eindruck einer furchterregenden Krankheit entstehen. Eine Krankheit, die sich inmitten der Geschlechtsorgane abspielt, läßt auch die Fantasie von zerstörter Weiblichkeit entstehen. Ebenso geheimnisvoll wirken Hieroglyphen wie Danazol, MPA oder GnRH-Analoga. In von Ärztinnen geleiteten Gesprächsgruppen wird der Ursache und dem Erscheinungsbild der Endometriose soweit wie möglich auf den Grund gegangen. Es werden Bilder gezeigt, Zeichnungen angefertigt und notfalls am eigenen Körper demonstriert, was gemeint ist. Die Medizinersprache wird gemieden, und wenn sie in den Köpfen herumspukt, wird sie übersetzt in verständliche Ausdrücke.

Einen großen Raum in den Gesprächen nimmt die Rolle der Endometriose im Zyklusgeschehen ein. Hier findet sich auch wie von selbst der Schlüssel der von den Frauen so angstbesetzten Hormontherapien. Nur wenn Art, Ursache und Folge der chronischen Erkrankung wirklich verstanden werden, sind die Frauen in der Lage und Willens, Eigenverantwortung in der Therapie zu übernehmen und von ihrem Mitbestimmungsrecht Gebrauch zu machen.

Einzel- und Gruppenpsychotherapie: Sexualität, Weiblichkeit und Kinderwunsch

Indem sich die Patientinnen ernst genommen fühlen, wächst die Sicherheit und steigt das Selbstwertgefühl. Dieser Effekt ist eine wichtige Voraussetzung für die Sexualtherapie, die in vielen Fällen erforderlich ist. Es wird zunächst unabhägig von der Krankheit über die Sexualität als komplexes Geschehen gesprochen, um später die krankheitsbedingten sexuellen Probleme besser verstehen zu können. Schließlich werden im Einzelgespräch, je nach Untersuchungsbefund, konkrete Anweisungen für Stellungen zur Vermeidung von Schmerzen beim Verkehr gegeben, die für die Neuorientierung im partnerschaftlichen Zusammensein nützlich sind.

Viele der Frauen stellen im Zusammenhang mit ihrer Erkrankung und der oft damit verbundenen Kinderlosigkeit ihre Weiblichkeit infrage. In Erinnerung bleiben Andeutungen von Ärzten,

die Endometriosepatientinnen oft als „in ihrer Weiblichkeit gestört" bezeichnen. Wird dieser Punkt angesprochen, wird das
Maß an Kränkung erkennbar, welches zu einer tiefempfundenen
Hilflosigkeit und Scham führte. Die Gruppengespräche zielen
darauf ab, den Weg zu zeigen, der aus diesem Gefühl heraus leitet.
    Ein wichtiger Punkt ist der Umgang mit der endgültigen Kin-
derlosigkeit. Der Kinderwunsch verschwindet nicht einfach mit
der Gebärmutterentfernung oder mit der Kenntnis darüber, daß
die Eileiter verschlossen sind. Zusammen mit anderen Frauen gelingt es leichter, sich neu zu orientieren, sinnvolle Lebensalterna-
tiven zu suchen, aus der gesellschaftlichen Isolation herauszufinden. Manchmal entschließen sich auch Frauen, die noch nicht alle Möglichkeiten der Kinderwunschbehandlung ausgeschöpft
haben, am Ende des Reha-Aufenthaltes bewußt und selbstbe-
stimmt, nicht mehr schwanger werden zu wollen. Andere Frau-
en, die es noch einmal versuchen wollen, werden genau informiert, welche Wege zur Realisierung ihres Kinderwunsches noch
offen stehen.

Ernährungsberatung

    Der Zusammenhang von Unterbauchschmerzen bei Endome-
triose nach mehrfachen Operationen und der Darmfunktion
wird nur von sehr wenigen Patientinnen erkannt. In der Ernäh-
rungsberatung wird klar, daß der Darm, der durch Vernarbungen und Verwachsungen nicht mehr so frei beweglich ist wie
früher, und der an seinen schmerzhaften Bauchfellwurzeln zieht,
besänftigt werden muß durch vollwertige Ernährung und durch
ein regelmäßiges Nahrungsangebot. Am Ende des Aufenthaltes
haben die Patientinnen gelernt, Ernährungszusammenhänge zu
erkennen und weitgehend zu vermeiden.

Schmerzgruppe: Lernen was Schmerz ist, heißt,
den Schmerz vermeiden lernen

    In der Schmerzbewältigungsgruppe geht es um die Vermitt-
lung von Kenntnissen zur Schmerzentstehung und über die verschiedenen Möglichkeiten der Schmerzvermeidung, der
Schmerzbewältigung und der Schmerztherapie. Dabei spielt im
Lernprozeß der Wechsel von körperlicher Anspannung und Ent-

spannung eine wichtige Rolle. In der Schmerzgruppe wird auch die Wirkungsweise und Handhabung von Schmerzmitteln erläutert. Auf großes Interesse stoßen Erklärungen über Wirkungsweise von Akupunktur, Reflexzonenmassagen, Balneotherapie, Kälte- und Wärmeanwendungen und Medikamenten pflanzlicher Herkunft. Im Rahmen der Schmerzbewältigung haben Körperreisen mit Visualisierungsübungen einen entspannenden und angstlösenden Effekt.

Pelvic reeducation steht für den pädagogischen Ansatz der gynäkologischen Krankengymnastik und besagt, daß die Mitarbeit der Patientin Voraussetzung ist: „In der Bewegung liegt die Überwindung der Krankheit". Ziel ist die Wiederherstellung des durch Krankheit und Operation gestörten harmonischen Zusammenspiels von Bauchdecke, Beckenmuskulatur und Beckenboden. Im Wechsel von Spannung und Entspannung werden verlorene Muskelfunktionen wieder neu belebt, wodurch es über Reflexbahnen zu einer Beruhigung der inneren Bauchorgane kommt. Von den Übungen profitieren besonders die Blase und der Darm. Durch Verminderung der Verkrampfung und durch eine verbesserte Körperwahrnehmung werden auch sexuelle Funktionen neu belebt.

Im Verlauf der „Krankheits- und Operationskarriere" verlieren Endometriosepatientinnen die Fähigkeit zu entspannen. Dies wirkt sich auf die Stimmung, auf den Schlaf und letztlich auch wieder auf das Schmerzerleben aus. Es ist ein Fehler anzunehmen, daß es einen Königinnenweg zur Entspannung gibt. Frauen sollten die Möglichkeit haben auszuprobieren, welche Form der Entspannungsübung wie **Autogenes Training, progressive Muskelrelaxation, Körperreisen, Musikentspannung** speziell für sie geeignet ist, und welche sie bereit ist, zu Hause fortzuführen.

IX. Erfahrungen
mit und aus der Selbsthilfearbeit

Die Selbsthilfearbeit für Endometrioseerkrankte in Deutschland findet in verschiedenen Selbsthilfegruppen und in der 1996
gegründeten Endometriose-Vereinigung Deutschland e.V. statt.
Einige Selbsthilfegruppen in mittleren und größeren Städten bestehen schon seit vielen Jahren. Sie werden unterstützt von den
Selbsthilfekontaktstellen und Frauengesundheitszentren. Darüber hinaus waren Verbindungen und Kontakte zwischen den
einzelnen Endometriose-Selbsthilfegruppen kaum vorhanden.
Im September 1995 trafen sich erstmals über hundert Frauen
zum „1. Ganzheitlichen Endometriose-Kongreß", der von Petra
Mück, die selbst von der Krankheit betroffen ist, initiiert und von
ihr und wenigen anderen Frauen in einem unglaublichen Kraft-
akt organisiert wurde. Bekannte Endometriose-Spezialisten und
-Spezialistinnen sowie auf ihrem Gebiet ausgezeichnete Therapeuten und Mediziner trugen zum Erfolg des Kongresses bei.
Viele Teilnehmerinnen hörten zum ersten Mal von den diffizilen
Hintergründen ihrer Erkrankung und trafen andere Frauen mit
Endometriose. Beim Essen und in den Pausen war aus den Gesprächen immer wieder der Satz zu hören: „Ich hätte nie gedacht, daß so viele Frauen diese Krankheit haben". Viele glaub-
ten, daß sie an einer seltenen Erkrankung litten und daß mit dieser „Seltenheit" sozusagen automatisch „Unheilbarkeit" verbunden sei. Obwohl von Vortrag zu Vortrag deutlicher wurde,
wie rätselhaft und wandelbar die Endometriose ist, war keine
Resignation zu spüren, sondern es wuchs unter den Frauen der
Wille, etwas in Sachen „Endometriose" zu bewegen. Ermutigt
durch den Beitrag eines Vorstandsmitglieds der britischen „Endometriosis Society" wurde die Gründung eines bundesweiten
Vereins am Ende der Tagung beschlossen.
Ein Jahr später trafen sich in Leipzig ein gutes Dutzend Frauen,
die bereit waren, die Vereinsgründung voranzutreiben und einen
der arbeitsreichen Vorstandsposten zu übernehmen. Dieses Treffen wurde zur Gründungsversammlung des Vereins, der wenige
Monate später (Januar 1997) im Vereinsregister Leipzig mit dem
Namen Endometriose-Vereinigung Deutschland e.V. eingetragen
wurde und damit offiziell seine Arbeit aufnehmen konnte.
Von Anfang an gab es für die Selbsthilfearbeit in der Endometriose-Vereinigung einen unausgesprochenen Konsens über
den Umgang mit persönlichen Lebens- und Krankheitsgeschich-

ten: Jede Betroffene wird mit ihrem Erleben und mit ihren Einschätzungen der Endometriose angenommen; es gibt keine Einengung auf eine Behandlungsmethode. Ein offener und freier Austausch, basierend auf gegenseitigem Verständnis, ist für die Endometriose-Vereinigung ein Grundpfeiler ihrer Arbeit. Das Logo, das bei der ersten Arbeitssitzung entstanden ist und sich von der bekannten Yin-Yang-Form ableitet, ist auch Ausdruck dieses gemeinsamen Verständnisses. Die beiden ursprünglich sich durchdringenden Flächen wurden zu einem umschließenden und einem inneren Bereich, in dem das Zentrum verschoben und nicht mehr an seinem Platz ist. Der umschließende Bereich signalisiert das gesamte Leben, den Alltag, die Persönlichkeit jeder einzelnen Frau.

Trotz der administrativen und finanziellen Hürden ist bereits ein Teil dessen, was die Gründerinnen sich durch die Bildung einer deutschlandweiten Endometriose-Vereinigung erhofft haben, inzwischen realisiert: Informationen fließen konzentriert nach Leipzig und können von dort an die Mitglieder, die Selbsthilfegruppen und an die steigende Zahl Ratsuchender weitergegeben werden. Die Beantwortung der vielen Briefe, die wir erhalten, ist eine der wichtigen Aufgaben der Endometriose-Vereinigung. Fast ein Dutzend Mitglieder versucht mit ihrem Wissen und der eigenen Erfahrung, die Fragen zu beantworten. Immer wieder erreichen uns ganze Lebens-/Krankheitsgeschichten, und das Leid, von dem solche Briefe berichten, ist erschreckend.

Oft geht es um Schmerzen, die durch die Endometriose ausgelöst werden. Entgegen der in der allgemeineren Literatur häufig zitierten Angabe, daß typische Endometriose-Schmerzen nur kurz vor und kurz nach der Menstruation auftreten, können die Schmerzzustände 10 bis 20 Tage dauern und in ungünstigen Fällen sehr intensiv sein. Solche Schmerzen prägen den Alltag der Frauen, da sie sie daran hindern, den anstehenden Aufgaben in Beruf und Familie vollständig gerecht zu werden. In der heutigen Arbeitswelt werden permanente Leistung und Einsatz erwartet. Berufstätige Frauen berichten, daß sie ihre Endometrioseerkrankung deshalb verbergen (müssen) und ihre Schmerzen durch Schmerzmittel oder Selbstdisziplin unterdrücken. Ebensowenig können Mütter Rücksicht auf ihre Erschöpfung nehmen, die durch anhaltende Schmerzen entsteht. Da die Frauen ihren Aufgaben trotz allem Bemühen nicht in einem für sie selbst befriedigenden Maß nachkommen können und gleichzeitig die Furcht vor erneuten, stärker werdenden Schmerzen bleibt, geraten sie in einen Teufelskreis aus Erschöpfung, Angst und Unsicherheit. Hinzu kommt, daß Endometrioseerkrankte meist gar nicht genau wissen, woher der jeweilige Schmerz eigentlich kommt.

Frauen mit Endometriose sollten sich jedoch klarmachen, daß sie nicht wehleidiger als andere sind, weil sie häufiger Schmerzen haben. Auch die Tatsache, daß die durch Endometriose verursachten Schmerzen im Laufe der Zeit ihre Intensität und den Ort wechseln können, sollte ernst genommen werden. Abwertende oder verniedlichende Kommentare von Ärzten, über die sich Frauen in diesem Zusammenhang leider immer wieder beklagen, haben bei der fachlich fundierten Beratung von Endometriosepatientinnen nichts zu suchen. Auch der lapidare Hinweis, sie sollten sich doch weniger Streß aussetzen, ist für die meisten Frauen eher ärgerlich als nützlich. Insbesondere im Zusammenhang mit der undurchsichtigen und langwierigen Schmerzproblematik bei Endometriose erfahren wir leider immer wieder von Frauen, die zum Psychotherapeuten überwiesen werden, ohne daß dies in ein Gesamtkonzept für eine Schmerzbehandlung eingebunden ist. Frauen wird hierdurch das Gefühl vermittelt, sie würden sich die Krankheit nur einreden, sie würden sich mit Hilfe der Erkrankung vor ihren Aufgaben „drücken", letztlich seien sie an ihren Symptomen also „selbst schuld". Das Gespräch mit dem Therapeuten kann natürlich nicht an die Stelle eines Endometriose-Behandlungskonzeptes treten, sondern dieses nur ergänzen.

Wenn Frauen mit Endometriose sich über Schmerzmittel austauschen, fallen meist in wenigen Minuten so viele Präparatenamen, daß das gängige Schmerzmittel-Sortiment einer Apotheke beschrieben ist. Fragt man nach, durch wen Frauen diese Schmerzmittel erhalten und ob diese in ihr Behandlungskonzept eingebunden sind, ergibt sich meist, daß die Präparate durch den Gynäkologen oder Hausarzt verschrieben werden. Eine regelrechte Schmerzbehandlung hat bisher kaum eine uns bekannte Frau erhalten. Dabei kann das Wissen um Schmerzprozesse, die fachliche Beratung bei der Einnahme von Schmerzmitteln und Hilfe bei der Suche nach ergänzenden Methoden der Schmerzminderung schon eine große Erleichterung sein. Es ist eine Möglichkeit, Dinge selbst in die Hand zu nehmen, statt sich ausgeliefert zu fühlen.

Es gibt nicht nur **einen** Weg, mit Schmerzen umzugehen. Frauen sollten sich fachliche Unterstützung suchen, um das für sie richtige Schmerzmittel herauszufinden und sich alternative Methoden der Schmerzbehandlung überlegen. Unter den vielen alternativen Therapien gibt es sicher einige, die für die eigene Situation besonders interessant erscheinen oder die von anderen Frauen bereits ausprobiert wurden. Relativ einfach ist es beispielsweise, in der zweiten Hälfte der Regel bestimmte Vitamine einzunehmen. Auch der Verzicht auf Genußmittel wie Kaffee, schwarzer Tee, Zigaretten und weißer Zucker (Süßigkeiten, Kuchen) kann in dieser Zeit „erprobt" werden. Frauen können selbst herausfinden, ob sie bei Menstruationsschmerzen lieber ruhen oder sich lieber (sportlich) bewegen, ob Wärme oder Kühlung ein gutes Mittel ist, um Schmerzen zu erleichtern. Die Verminderung des Menstruationsschmerzes kann der Einstieg in die Handhabung eines länger anhaltenden Schmerzes bei Endometriose sein.

In der englischen und amerikanischen Literatur werden immer wieder die „Mythen über Endometriose" thematisiert. Laut Duden steht der Begriff Mythen auch für falsche Vorstellungen, „Ammenmärchen". Nach wie vor geistern einige solcher „falschen Vorstellungen" über Endometriose in unserem Medizinsystem herum, wie die Endometriose-Vereinigung Deutschland jeden Monat aus Briefen erfährt und wie wir es selbst erlebt haben. Zu den „Mythen" gehört die Angabe, Endometriose trete erst bei Frauen ab dem 30. Lebensjahr auf (z.B. in einem 1996 veröffentlichten Sachbuch für Frauen über Gynäkologie). Diese Behauptung führt auch zu der Annahme, daß Endometriose bei Teenagern nicht vorkommt. Das ist leider nicht der Fall. Viele Endometriosepatientinnen berichten, daß sie bereits seit ihrer frühesten Jugend starke Menstruationsschmerzen hatten. Diesen Beschwerden wird bis heute kaum Krankheitswert zugebilligt, und den jungen Mädchen wird von ihrer Umgebung suggeriert, daß solche Schmerzen normal seien. In einigen Fällen werden schon bei Teenagern Eierstockzysten festgestellt, so daß sie bereits früh von stark eingreifenden Therapien wie der Chirurgie betroffen sind. Wie schwierig mag für sie die Konfrontation mit Schmerzen, dem Risiko der Organentfernung (Eierstock) und möglicher Fruchtbarkeitsstörungen sein? In den USA wurden von der Endometriosis Association spezielle Informationsprogramme für Mädchen und junge Frauen aufgelegt, um ihnen durch gezielte Information Unsicherheit und Leid zu ersparen.

Auch einer anderen wichtigen Lebensstation in der Biographie von Frauen haftet bei Endometriose ein „Mythos" an. Die Schwangerschaft soll Endometriose heilen, wird vielerorts unverblümt behauptet. So berichtete eine Frau, daß nach ihrer Laparoskopie mit Entfernung der Endometrioseherde die behandeln-

den Ärzte bei jeder Visite immer wieder sagten, sie müsse jetzt
unbedingt schwanger werden, damit die Endometriose nicht
wieder auftrete. Auch die Schwestern waren dieser Meinung,
„schließlich standen sie wie ein Chor jeden Tag an meinem Bett
und wiederholten, daß ich schwanger werden sollte". Über der-
artig bedrängende Einflußnahme in ihre persönlichen Lebens-
entscheidungen beklagen sich immer noch sehr viele Frauen. An-
stelle dieser stereotypen Ratschläge ist jedoch gerade hinsichtlich Schwangerschaft und Kinderwunsch eine umfassende und
ausgewogene Beratung notwendig. Ein Kind ist kein Medikament. Bei einer Entscheidung für ein Kind spielen Aspekte der eigenen Lebenssituation, der beruflichen Laufbahn und andere
Umstände ein Rolle. Für Frauen mit Endometriose sind damit
noch weitere schwierige Abwägungen verbunden. Eine Schwangerschaft ist zudem keine Garantie, daß Endometriosesymptome
nicht mehr auftreten, auch wenn die Zahl derjenigen Frauen, die
nach einer oder mehreren Schwangerschaften keine relevanten
Endometriosesymptome mehr erleben oder über längere Zeit
frei davon sind, verhältnismäßig hoch ist.
    Frauen mit Endometriose müssen sich fragen, wie sie mit ei-
nem eventuellen Wiederauftreten der Erkrankung seelisch fertig
werden würden, und sie müssen sich überlegen, wie mit unter
Umständen gravierenden Symptomen die Betreuung und Erziehung eines Kindes zu organisieren wäre. Auch ist bisher noch
nicht abschließend geklärt, ob die familiäre Häufung von Endometriose, die in etwa 7% der Fälle zu beobachten ist, auf geneti-
schen Faktoren beruht. Wer einmal erlebt hat, mit welcher
(kaum) unterdrückten Panik Mütter mit Endometriose auf das
Menstruationsgeschehen ihrer Teenager-Töchter reagieren, wird
daher die Bedeutung einer weiteren Frage nachvollziehen können: Wie werde ich mit meinen Ängsten über eine eventuelle Endometriose-Erkrankung meines Kindes umgehen? Im Zusammenhang mit Endometriose und Schwangerschaft treten noch
viele andere grundsätzliche Fragen und Überlegungen in den
Vordergrund. Es soll hier nur um den viel zu häufig ausgespro-
chenen „therapeutischen" Ratschlag „werden-Sie-möglichst-
schnell-schwanger" gehen. Frauen sollten sich dadurch keines-
falls unter Zeitdruck oder Handlungszwang setzen lassen. Fällt
diese Aussage im Rahmen eines Behandlungskonzeptes, das auf
die spezielle Situation der einzelnen Frau zugeschnitten ist,
genügt vielleicht ein klärendes Gespräch mit dem Arzt oder der
Ärztin. Ist dieser Ratschlag allerdings das Einzige, was der Behandelnde zu bieten hat, raten wir zur Suche nach einem infor-

mierteren Arzt. Dieser sollte auch die Zweifel und Ängste, die mit dem Thema verbunden sind, ernst nehmen. Gespräche mit anderen Betroffenen tragen dazu bei, den eigenen Standpunkt einzuschätzen, und sie können auch Mut machen. Wie schon erwähnt, es sind trotz allem nicht wenige Frauen, die positive Erfahrungen mit Schwangerschaft bei Endometriose haben.

Eine weitere Aussage, die immer wieder zu lesen und zu hören ist, ist das zwangsläufige Ende der Endometriosesymptome mit Eintritt der Wechseljahre. Sie ist nicht grundsätzlich falsch und gehört damit auch nicht in die Reihe der Mythen über Endometriose; sie sollte aber mit Einschränkungen verbunden werden. Endometriose-Spezialisten wissen, daß Endometriose auch noch im Alter oder nach Entfernung von Gebärmutter und Eierstöcken auftreten kann. Auf breiter Ebene ist diese Erkenntnis wohl wenig verbreitet, wie wir in der Endometriose-Vereinigung Deutschland aus Briefen und Telefonaten betroffener Frauen schließen müssen. Außer der eigentlichen Endometriose können bei älteren Frauen auch Sekundärfolgen dieser Erkrankung auftreten, die die Betroffenen für sich ebenfalls unter „Endometriose" einordnen. Nach jahrzehntelangem Leiden und mehreren Operationen sind Verwachsungen und Schmerzen auch nach den Wechseljahren möglich. Für diese Patientinnen ist es vollkommen unerheblich, ob solche Fälle selten sind, oder ob es sich wirklich um eine Endometriose im engeren Sinne handelt. Nicht nur, daß ihre Erwartungen auf ein „natürliches" Ende der Endometriose nicht erfüllt wurden, sie sind auch noch mit dem Unverständnis, ja sogar der Ablehnung ihrer Ärzte konfrontiert. Scheinbar wird hier eine Diagnose nach dem Motto „Was nicht sein kann, das nicht sein darf" (Chr. Morgenstern) gestellt. Gerade die in solcher Weise betroffenen Frauen benötigen aber viel Verständnis und eine präzise medizinische Beratung. Möglichkeiten, sich mit anderen, die die gleichen Probleme haben, auszutauschen, bestehen (noch) wenig. Ein telefonisches Netzwerk könnte hier Abhilfe schaffen; es wird zu den Aufgaben gehören, die die Endometriose-Vereinigung Deutschland in den nächsten Jahren umsetzen möchte. Darüber hinaus sollte das Problem aber auch so oft wie möglich angesprochen werden, beispielsweise in Zeitschriftenartikeln und Fernsehbeiträgen über Endometriose, um es nach und nach bekannter zu machen.

Ein anderes Thema, über das leider viel zu wenig Frauen mit Endometriose informiert sind, ist die Möglichkeit, aufgrund der Auswirkungen der Erkrankung auf den Körper und Seelenzustand, einen Schwerbehindertenausweis beim zuständigen Ver-

sorgungsamt beantragen zu können. Dies ist vor allem für die
Frauen wichtig, bei denen die Endometriose zu Beeinträchtigungen im gesellschaftlichen Leben und/oder am Arbeitsplatz führt.
In den Anhaltspunkten für die ärztliche Gutachtertätigkeit im
sozialen Entschädigungsrecht und nach dem Schwerbehinder-
tengesetz 1996 ist unter den gynäkologischen Erkrankungen die
Endometriose ausdrücklich aufgeführt. Der Grad der Behinde-
rung wird hier mit Hilfe der bekannten Klassifizierung (aufgestellt von der „American Fertility Society" = AFS) von Stufe I bis
IV der Endometriose festgelegt. Da sich diese Klassifizierung der
Endometriose jedoch nicht auf den Schmerzzustand und die all-
gemeinen gesundheitlichen sowie sozialen Beeinträchtigungen
bezieht, sollte jede Frau, die einen Antrag auf Anerkennung der
Schwerbehinderteneigenschaft stellen will, über diese Punkte
besonders intensiv mit ihrem zuständigen Arzt sprechen. Sie
muß darauf bestehen, daß nicht nur die Einstufung des Schwe-
regrads der jeweiligen Endometriose dem Versorgungsamt mit-
geteilt wird, sondern auch sämtliche weitere Funktionsbeein-
trächtigungen dezidiert aufgeführt werden. Es muß klargestellt
werden, daß der Schweregrad der Endometriose (nach AFS)
nichts über den Schmerzzustand und die Auswirkungen aussagt.
Jede betroffene Frau, die sich für die Beantragung der Schwerbehinderteneigenschaft interessiert, sollte Fachdienste aufsu-
chen (z.B. örtliche Fürsorgestellen, Schwerbehindertenvertrau-
ensleute, Psychosoziale Dienste/Berufsbegleitende Dienste) und
sich hier auch über das „Für und Wider" eines Schwerbehinder-
tenausweises ausführlich beraten lassen.
    Welche Schritte unternehmen von Endometriose betroffene
Frauen selbst? Einer der wichtigsten scheint die Suche nach einem kompetenten Arzt bzw. Ärztin zu sein. Dies ist die häufigste
an die Endometriose-Vereinigung Deutschland gerichtete Frage:
Kennen Sie einen guten Arzt? Das Bedürfnis, auf diese Frage eine einfache und klare Antwort in Form von Ärzteadressen zu erhalten, ist verständlich. Es wird noch verständlicher, wenn der
Frage Berichte über regelrechte Therapie-Odysseen vorange-
stellt sind. Leider sind solche Anfragen aber nicht einfach und
klar zu beantworten. In der Diskussion über Erfahrungen mit Be-
handlern wird schnell deutlich, wie unterschiedlich die Präferen-
zen sind. Frau A möchte von ihrem Arzt klare und eindeutige
Aussagen, Frau B schätzt es, häufig ihre durch Ultraschall abge-
bildeten Zysten auf dem Bildschirm zu „kontrollieren", Frau C
geht grundsätzlich nur zu Gynäkologinnen, Frau D schätzt das
ausführliche Gespräch, das auch auf andere Aspekte ihres Lebens

eingeht - schließlich ist sie ja nicht nur „eine Endometriose". Auf seiten der Mediziner sehen sich Frauen einem ähnlich vielfältigen Bild gegenüber: Dr. X mag ein exzellenter Chirurg sein, diplomatische Töne im Umgang mit Patientinnen gelingen ihm jedoch nur selten, Frau Dr. Y legt Wert auf den hohen Organisationsgrad ihrer Praxis und bevor sie jemanden mehr als 10 Minuten warten läßt, fertigt sie lieber eine Patientin etwas kürzer ab, Dr. Z bemüht sich, auch das Lebensumfeld der Patientin in seine Einschätzung miteinzubeziehen, überschreitet aber im Gespräch gerne die Grenze zwischen Beratung und Einflußnahme. Hier wird deutlich, selbst wenn es in Deutschland Endometriose-Spezialisten in Hülle und Fülle gäbe, was nicht der Fall ist, wäre damit noch nicht der Kern dieser Frage geklärt, nämlich wer ein guter Arzt bzw. eine gute Ärztin für einen selbst ist.

Es erscheint also wichtig, daß Frauen Klarheit darüber haben, wie sie selbst zu ihrer Erkrankung eingestellt sind, welche Therapie sie bevorzugen, mit welcher Therapiedauer und -intensität sie umgehen können, welche Informationsqualität sie vom Arzt erwarten, welchen Gesprächsmodus sie wünschen. Die Endometriose muß nicht ausschließlich vom Gynäkologen behandelt werden; in die Überlegungen sollten auch andere Spezialisten, wie z.B. Schmerztherapeuten, Allgemeinärzte oder Vertreter anderer medizinischer Richtungen miteinbezogen werden. Dies erfordert natürlich die Kooperationsbereitschaft aller Beteiligten, die zum Nutzen der Patientin ausgeübt werden sollte. Andere Anforderungen an Gynäkologen und Gynäkologinnen, wie z.B. möglichst schmerzfreie Untersuchungen, ausreichende und verständliche Erläuterung der Untersuchungen und ihrer Ergebnisse, blickgeschützte Umkleidemöglichkeiten in der Praxis u. ä., sollten heute überall selbstverständlich sein. Lebendigere Informationen über Ärzte als sie eine Adressenliste enthält, erhalten Frauen in Endometriose-Selbsthilfegruppen im persönlichen Austausch. Oft läßt sich dabei auch eingrenzen, welche Fähigkeit eines Arztes oder einer Ärztin für einen selbst am wichtigsten ist. Tatsache ist, daß ein vertrauensvolles Verhältnis zum behandelnden Arzt einen relativ hohen Anteil an der Verbesserung der Befindlichkeit von Endometrioseerkrankten hat. Es geht dabei selbstverständlich nicht darum, die eigene Beschäftigung mit der Endometriose auf- und abzugeben, sondern um die vertrauensvolle und verständnisvolle fachliche Begleitung bei dieser schwierigen und unerklärlich wandelbaren Erkrankung.

Glossar

Ablative Therapie - chirurgisches Verfahren zur vollständigen Entfernung von Endometrioseherden unter weitgehender Schonung von gesunden Organteilen
Additive Sterilitätsbehandlung - zusätzliche Behandlungsverfahren neben der Therapie der Endometriose zur Verbesserung der Fertilität
Adenomyosis - interne Endometriose, z.b. in der Gebärmuttermuskulatur oder Eileitermuskulatur
Adhaesionen - Verwachsungen, Verklebungen zwischen Organen im Bauchraum
Alkaloide - stickstoffhaltige Substanzen vieler Pflanzen
Allen-Masters-Syndrom - Schmerzen im kleinen Becken, u.U. einhergehend mit Stau in den Blutgefäßen und Defekten im Bereich des Bauchfells der Haltebänder (benannt nach dem Beschreiber des Syndroms)
Analgetika - Schmerzmittel
Anamnese - Krankheitsgeschichte, Krankheitsverlauf
Anamnestisch bekannte Pubertätsakne - Akne und fettige Haut, die während der Pubertät auftritt
Anastomose - Verbindung z.b. von Darmsegmenten, zweier Blutgefäße oder Nerven, die die Versorgung des Zielgewebes sicherstellen
Androgene - männliche Sexualhormone
Androgene Nebenwirkungen - Nebenwirkungen, die durch männliche Hormone verursacht werden
Antikörper - komplexes Molekül - wird vom lymphatischen System als Reaktion auf Fremdkörper gebildet
Antimykotika - Substanzen, die Pilze hemmen oder abtöten
Auskultation - Abhören der im Körper entstehenden Schallzeichen über das Stethoskop
Auto-Antikörper - vom Immunsystem gebildete Antikörper, die sich gegen körpereigene Eiweißstoffe richten, die nicht mehr als eigen, sondern als fremd erkannt werden
Autoimmunerkrankungen - der Körper reagiert gleichsam allergisch oder aggressiv auf sich selbst
Autovaccine - Bakterienextrakte, die das Darmimmunsystem anregen
Ayurvedische Medizin - Heil- und Gesundheitskunde, die der Hochkultur Indiens vor 5000 Jahren entstammt; *ayus* „Leben" und *veda* „Wissen"

Balneologische Anwendungen - Bäderbehandlungen
Bioakkumulation - Anreicherung im Organismus
Biochemische Abläufe - chemische Vorgänge und Funktionen im Organismus
Biomagnifikation - Anreicherung im Verlauf der Nahrungskette
Biopsie - Entnahme von kleinen Gewebeproben, die mikroskopisch untersucht werden
Carcinome - Krebsgewebe
Canthariden-Pflaster - spezielles Pflaster, durch das Gewebewasser aus der Haut gesaugt wird
Chelatbildner - chemische Substanzen mit speziellen Schwefelgruppen, die Schwermetalle an sich binden können
Chlororganische Verbindungen - chlorierte Kohlenwasserstoffe (z.b. chemische Lösungsmittel in Lacken und Farben, PVC in Kunststoffen)
Chromosomen - fadenförmige Strukturen, die sich im Zellkern befinden und die Erbanlagen enthalten
Coelomkeimblatt - im Embryo befindlicher Gewebeschlauch, aus dem sich die inneren Organe entwickeln
Coelomzellen - Zellen, die sich aus dem Coelomkeimblatt entwickelt haben
Colon irritabile - reizbarer, funktionsgestörter Dickdarm ohne organische Erkrankung
Darmlumen - die Innenseite des Darms, Darmweite
Denaturieren - Veränderung von biologischem Gewebe, z.b. durch Erhitzen
Depot-Applikationsform - Anwendung von Medikamenten durch eine einmalige Gabe. Der pharmakologische Stoff wird langsam aus der Darreichungsform in den Körper abgegeben
Derivate - Abkömmlinge von chemischen Substanzen, die in ihrer Struktur mit der Originalsubstanz verwandt sind
Dezidualisierung = Deziduale Umwandlung - Änderung der Gebärmutterschleimhaut durch eine Schwangerschaft
Differentialdiagnose - andere in Frage kommende Diagnosen
Differenzierungsgrad des Endometrioseherdes - feingeweblich nachgewiesener Ausreifungsgrad der Endometriosezellen
Diagnostische Pelviskopie - Bauchspiegelung als Verfahren zur Diagnose
Diskontinuierliche Ausbreitung - nicht gleichmäßig fortschreitend
Dyspareunie - Schmerzen während des Geschlechtsverkehrs (Kohabitation)
Dysmenorrhoe - schmerzhafte Monatsblutung - dysmenorrhoische Beschwerden

Endokrine Modulation - Veränderung von Zellen, Gewebe durch Hormone bzw. hormonbeeinflussende Medikamente
Endokrine Therapie - Behandlung mit Hormonen
Endokrines System - Netzwerk von Drüsen, die Hormone produzieren
Endometrium - Schleimhaut in der Gebärmutter
Endometriales Stroma - Zellreiches Stützgewebe der Gebärmutterschleimhaut
Endometriale Drüsen - Anordnung der Schleimhautzellen zur Absonderung von Sekret
Endometriumzellen - Zellen der Geärmutterschleimhaut
Endometrioseimplantate - Endometrioseabsiedelungen, die durch Anwachsen von Endometriosezellen entstanden
Endometriumfragmente - Teile der Gebärmutterschleimhaut
Endorphine - körpereigene „Glückshormone", die u.a. den Schmerz hemmen können
Entartungsrisiko der Endometriose - Wahrscheinlichkeit, daß in Endometriosezellen ein Karzinom entstehen kann
Enzym - Protein, das als Katalysator wirkt und in den Zellen gebildet wird
Enzymsystem - Gruppe von Stoffen, die den Ablauf bestimmter chemischer Reaktionen kontrollieren
Epithelgewebe - Zellschichten äußerer Körperflächen und der Innenwände von Hohlorganen
Eutopes uterines Endometrium - Gebärmutterschleimhaut an typischer Stelle, d.h. in der Gebärmutterhöhle
Excision - Entfernen der Endometrioseherde durch Herausschneiden
Exploration der Bauchhöhle - genaue Inspektion der Bauchhöhle
Feldenkrais-Methode - spezielle Krankengymnastik benannt nach Moshe Feldenkrais
Fertilität - Fortpflanzungsfähigkeit
Fettstoffwechselrisiken - Risiken für die Patientin, die durch Veränderung der Fettstoffzusammensetzung des Körpers entstehen können
Fibrose - bindegewebige Umwandlung und Vernarbung von Gewebe
Flimmerhärchen - feine haarähnliche Zellfortsätze
Follikelstimulierendes Hormon - FSH-Hormon; wird in der Hirnanhangsdrüse produziert und ist für die Follikelreifung im Eierstock verantwortlich
Gameten - Bezeichnung für weibliche und männliche Keimzellen
Gelbkörperhormoninduzierte Veränderungen - Stoffwechselveränderungen und Veränderungen im Organismus, die durch das natürliche Gelbkörperhormon, welches in der zweiten Zyklushälfte gebildet wird, verursacht werden
Genese - Entstehung und Entstehungsursache

Gestagene - gehören mit den Östrogenen zu den weiblichen Sexualhormonen

GnRH - Gonadotropine-Releasing Hormon - Hormon aus dem Zwischenhirn, welches Gonadotropine aus der Hirnanhangsdrüse zur Steuerung des Eierstocks freisetzt

Gonaden - Geschlechtsdrüsen, in denen die weiblichen Keimzellen gebildet werden

Gonadotropine - Hormone, die in der Hirnanhangsdrüse zur Steuerung des Eierstocks produziert werden (z.b. LH oder FSH)

Goserelin - GnRH-Analogon

Hirsutismus - vermehrte Behaarung bei Frauen an typischen Körperstellen wie Mittellinie des Bauches, Innenseite der Oberschenkel, Oberlippe und Kinn

Histologie - feingewebliches (mikroskopisches) Bild von Organstrukturen

Histologische Untersuchungen - mikroskopische Gewebeuntersuchungen

Histochemische Untersuchungen - Untersuchungen von chemischen Eigenschaften von Zellen anhand feingeweblicher mikroskopischer Schnittpräparate

HLA-System - Gewebsgruppen, die es dem Immunsystem ermöglichen, Fremdkörper zu identifizieren

Hochdifferenzierte Drüsen - regelrechter Zellenaufbau von Drüsen wie z.b. in der Gebärmutterschleimhaut

Hormonplasmaspiegel - Höhe der Konzentration von Hormonen im Blut

Hormonrezeptoren der Endometriosezellen - Schaltstellen in den Zellen, die für die entsprechende Hormonwirkung verantwortlich sind

Huminsäure - heilende Substanzen, die im Moor vorhanden sind

Hypoöstrogene Nebenwirkungen - Nebenwirkungen, die durch Mangel an weiblichen Hormonen (Östrogenmangel) entstehen

Hypophyse - Hirnanhangsdrüse, die die Ausschüttung von Hormonen steuert

Hysterektomie - Entfernung der Gebärmutter

Hysteroskopie - Spiegelung der Gebärmutterhöhle

Immunmediatoren - Botenstoffe des Immunsystems

Immunologische Prozesse - Abläufe im körpereigenen Abwehrsystem

Immunologische Abnormitäten der T- und B-Lymphozytenfunktion - Veränderung des Abwehrsystems auf Zellebene

Indikationsstellung - Gründe für eine bestimmte Therapie

Indiziert - angezeigt, angebracht; z.b. ein bestimmtes Medikament zur Heilung anwenden

Intraoperative Blutung - Blutungen, die während einer Operation durch die einzelnen Operationsschritte auftreten

Intratubarer Gametentransfer (GIFT) - künstliche Befruchtung - Eizelle wird aus dem Eibläschen entnommen und zusammen mit den Samenzellen in den Eileiter gebracht

Intratubare Insemination (IUI) - künstliche Befruchtung - Spermien werden direkt in die Eileiter eingespritzt

Intrauterine Insemination (ITI) - künstliche Befruchtung - Spermien werden mit einem dünnen Katheder in die Gebärmutter plaziert

Invasiv - in gesunde Gewebestrukturen einwachsend, eindringend

In-vitro-Fertilisation - künstliche Befruchtung außerhalb des Körpers

In-vitro-Studien - Studien durch Versuche im Reagenzglas

In-vivo-Studien - Versuche am lebenden Objekt

Koagulation - Verkochung - Verdampfung des Gewebes durch Hitze. Erhitzung führt zur Veränderung des Gewebeeiweisses = Eiweißgerinnung

Ko-Analgetika - schmerzlindernde Substanzen, die zusätzlich eingesetzt werden

Komplementärmedizin - ergänzende, alternative Heilmethoden

Korrelation - korrelieren - in Wechselbeziehung, ein Aufeinanderbezogen-Sein

Lactulose - eine Art Zucker, den die Milchsäurebakterien im Darm benötigen (hat eine abführende Wirkung)

Laparotomie - Bauchschnitt

Laparoskopie - Untersuchung der Bauchorgane mit einem Endoskop - Bauchhöhlenspiegelung

LH-RH (GnRH) - ein Steuerungshormon, das im Zwischenhirn gebildet wird und für die pulsartige Freisetzung von LH (= Luteinisierungshormon) aus der Hirnanhangsdrüse verantwortlich ist

LH-RH-Analogon - Substanz, die dem natürlichen LH und RH ähnlich ist und die gleichen Wirkungen in der Hirnanhangsdrüse erzeugt. Aufgrund von Molekülveränderungen wird diese Substanz aus der Hirnanhangsdrüse nicht sofort freigesetzt und blockiert somit die weitere Wirkung der Hirnanhangsdrüse

Ligamentum Sacrouterinum - Gebärmutterband

Limbisches System - Teil des Gehirns, das für Emotionen und Affekte zuständig ist

Lipide - Fette und fettähnliche Substanzen (Lipoide)

Longitudinalstudien - Langzeituntersuchungen an betroffenen Patientinnen

Lutealphase - Phase der zweiten Zyklushälfte
Luteinisierungshormon = LH - Hormon der Hirnanhangsdrüse, das für den Eisprung bzw. für die Veränderung des Eibläschens nach dem Eisprung verantwortlich ist
Lymphozyten - weiße Blutkörperchen, deren Anzahl bei einer Infektion stark ansteigt
Makrophagen - spezielle weiße Blutkörperchen mit Freßeigenschaften, die andere Zellen zerstören
Makroskopische Beschreibung - wie mit den Augen erkennbar/sichtbar
Manifestation - Sichtbar-, Erkennbarwerden einer z.b. bis dahin versteckten (latenten) Erkrankung
Manifestationsalter - Zeitraum, in dem die Endometriose erkennbar wird
Meno-Metrorrhagien - Blutungsstörungen der Gebärmutter
Menarche - erste Menstruation
Metaplasie - Veränderung der Zellform und Zellstruktur = **metaplastische Veränderung**
Metrorrhagie - Blutungen außerhalb der Regel
Miktion - Wasserlassen
Minimal invasive Methode - chirurgischer Eingriff auf endoskopischem Weg, Vermeidung des Bauchschnittes und Zugang zur Bauchhöhle über 5 - 10 mm große Einschnitte
Mitogenstimulation - Reagenzglastest mit weißen Blutkörperchen, die durch Zugabe bestimmter Stoffe zur Teilung angeregt werden
Monophasisches orales Kontrazeptivum - Antibabypille mit gleichbleibendem Hormongehalt
Morphologie der Endometriose - Form, Gestalt und Struktur der Endometriose
Morphologische Veränderungen - Veränderungen, die die Form, Gestalt und Struktur der Endometriose betreffen
Moxibustion - Erwärmung durch das Abbrennen von Beifußkraut
Multiorgan-Beteiligung - Beteiligung mehrerer Organe
Multizenterstudie - Untersuchung einer festgelegten Methode an verschiedenen medizinischen Zentren
Neurohormone - Hormone, die im Bereich des Nervensystems wirksam sind
Neuraltherapie nach Huneke - die von Ferdinand Huneke entwickelte Methode, krankhafte Reflexe des vegetativen Nervensystems zu unterbrechen
Neuropsychologische Wirkungen - Wirkungen im Bereich des Nervensystems, die von der Psyche des Menschen beeinflußt werden

Nidation - das Einnisten der befruchteten Eizelle in die Gebär-mutter

Nicht-steroidale Antirheumamittel - cortisonfreie entzündungs-hemmende Medikamente, besonders zur Behandlung von Rheu-ma bzw. Schmerzen

Norethististeronderivat - Abkömmlinge des Steroidhormons Norethisteron

Nosoden - zu Medikamenten aufbereitete Gesundheitsprodukte

Opioide - Substanz aus Schlafmohn, die für stark wirksame Schmerzmedikamente verwendet wird

Organellenarmut - Verminderung der Anzahl kleinster Organsy-steme in der Grundsubstanz der Zellen

Orale Kontrazeptiva - Verhütungsmittel wie Anti-Baby-Pille, die über den Mund eingenommen werden

Östrogene - weibliche Hormone, die vorwiegend in den Eier-stöcken gebildet werden

Ovar - Eierstock

Ovarektomie - Entfernung der Eierstöcke

Ovarialendometriose - Endometriose in und auf den Eierstöcken = **ovarielle Endometriose**

Ovarialendometriom - zystische Endometrioseform im Bereich der Eierstöcke = **Schokoladenzyste**

Ovarialfunktion - Funktion des Eierstocks

Ovarielle Hormone - die vom Eierstock gebildeten Hormone, z.B. Östrogene

Palpationsbefund - Befund der gynäkologischen Untersuchung von Scheide und Enddarm

Palliation - Begriff in der Homöopathie für die „Bemäntelung" (Verlagerung) der ursprünglichen Krankheit

Pankreaselastase - Enzymsystem der Bauchspeicheldrüse

Pathogenetischer Mechanismus - der einer Krankheit zugrunde-liegende Mechanismus

Pathologisch - krankhaft

Pathologisches Wachstum - krankhaftes Wachstum, Wucherungen

Pathophysiologie der Endometriose - die durch die Endometrio-se verursachten Veränderungen bzw. Symptome

Pelveopathia spastica - krampfartige Schmerzzustände im klei-nen Becken

Pelviskopie - Inspektion des Beckens = Teil der Laparoskopie (Inspektion der ganzen Bauchhöhle auf endoskopischem Weg)

Peripher wirkende Schmerzmittel - Substanzen, die am Ort der Schmerzentstehung wirken

Peritonealhöhle - Bauchhöhle
Peritoneum - Bauchfell
PG-Synth.-**Inhibitoren** - Substanzen, die die Bildung von Prostaglandinen hemmen
Phytotherapie - Pflanzenheilkunde
Plazenta - Mutterkuchen
Polychlorierte Biphenyle (PCB) - chlororganische Stoffe, die u.a. als Kühlmittel, Hydraulikflüssigkeit u. Transformatorenöl verwendet wurden
Polyklonale B-Lymphozyten-Aktivierung - Anregung des Wachstums einer bestimmten Sorte von weißen Blutkörperchen
Progesteron - Gelbkörperhormon
Proliferationsphase - Phase der ersten Zyklushälfte
Proliferation - Wucherung
Prospektive randomisierte Studie - wissenschaftliche Untersuchung, bei der verschiedene Therapieverfahren miteinander verglichen werden, wobei die entsprechende Wahl des Therapieverfahrens durch ein Zufallsverfahren festgelegt wird
Prostaglandine - Fettsäurederivate (Abkömmlinge), die überall im Organismus vorkommen. Sie senken oder erhöhen den Blutdruck, steigern oder vermindern die Anspannung der Muskulatur und hemmen entzündliche Prozesse
Psychotrop wirkende Arzneipflanzen/Arzneimittel - die auf die Psyche wirken
Re-Pelviskopie - Wiederholung der Bauchspiegelung
Reproduktionsorgane - Fortpflanzungsorgane
Resektion - operative Entfernung von Strukturen durch unterschiedliche Schneidemethoden (Messer, Hochfrequenzstrom, Laser) = **resezierend**
Restovar - Reste von Ovarialgewebe (Eierstocksgewebe)
Retrograde Menstruation - rückwärtiger Menstruationsfluß durch die Eileiter
Rezidive - Wiederaufflackern der Erkrankung
Salixarten - bestimmte Sorten von Weiden
Salpingitis isthmica nodosa - Sonderform der Endometriosis genitalis interna, in der Eileitermuskulatur direkt in der Nähe der Gebärmutter
Sarkoden - Arzneimittel aus gesundem tierischem Gewebe
Second-Look-Laparoskopie - wiederholte, zweite Bauchhöhlenspiegelung
Sekretorische Veränderungen - Veränderung der Gebärmutterschleimhaut, die zu einer verstärkten Flüssigkeitsabsonderung führt

Septum rectovaginale - Raum zwischen der Scheide und dem Enddarm
Spermatozoen - männliche Samenzellen
Steroidhormoninduzierte Veränderungen - Veränderungen im Organismus und an Organen, die durch Hormone, deren Grundgerüst ein Steroid ist, verursacht werden (z.b. Eierstockshormone, Nebennierenrindenhormone)
Silicea - Kieselsäure
Stimulationskuren - Gabe von Medikamenten (Hormonen) zur Anregung der Eierstocksfunktion, z.b. des Eisprungs
Subfebrile Temperatur - geringgradige Erhöhung der Körpertemperatur
Subjektive Symptomatik - die von Patienten wahrgenommenen und angegebenen Beschwerden
Suppressionstherapie - Therapie zur Unterdrückung einer Körper- bzw. Organfunktion
Symbionten - Organismen-Arten, die in enger Form zusammenleben (Symbiose), die für beide Partner nützlich und notwendig ist
Sympathisches Nervensystem - Teil des vegetativen Nervensystems in der Peripherie, das für die „Erregung" von Funktionen zuständig ist
Symptom - Krankheitszeichen
Tonus des sympathischen Nervensystems - jeweiliger Erregungszustand eines Teils des unwillkürlichen Nervensystems
Toxikologisch - Schädlichkeit von Substanzen
Transplantations-Theorie - über die Entstehung der Endometriose
Trokar - Metallhülse des Endoskops
Tube - Eileiter
Tumornekrosefaktor alpha - Eiweiß, das bei der immunologischen Abwehr und der Gefäßneubildung eine wichtige Rolle spielt
Ultrastrukturelle Befunde - Befunde, die nur durch elektronenmikroskopische Untersuchungen erkannt werden
Ureterolyse - operative Befreiung des Harnleiters aus seiner narbigen Umgebung
Uterines Endometrium - Schleimhaut in der Gebärmutterhöhle
Uterus - Gebärmutter
Uteruskontraktion - Gebärmutterkrämpfe
Vaporisation - Vaporisationsverfahren - Laserverfahren mit dem CO_2-Laser zur Entfernung von Endometrioseherden
Vaskularisation - Ausmaß der Gefäßversorgung

Vegetatives Nervensystem - autonomes, vom Willen nicht steuer-
bares Nervensystem = **Vegetativum**
Zytoplasmatische Organellen - kleine Organsysteme in der Grundsubstanz des Zelleibs
Zystoskopie - Blasenspiegelung

Autorenverzeichnis

Dr. med. Michael Barthel
Klosterstr. 27, D-82069 Schäftlarn
Tel.: 0 8178 / 80 91, Fax: 0 81 78 / 63 45

Dr. med. Astrid Blank, Oberärztin
Ambulanz für Naturheilkunde
Abt. Gyn. Endokrinologie und Fertilitätsstörungen
Univ. Frauenklinik Heidelberg, Voßstr. 9, D-69115 Heidelberg
Tel.:0 62 21 / 56 83 21, Fax: 0 62 21 / 56 54 33

Dr. med. Barbara Ehret-Wagener, Chefärztin
Fachbereich Gynäkologische Rehabilitation
Kliniken Am Burggraben
Alte Vlothoer Str. 47-49, D-32105 Bad Salzuflen
Tel.: 0 52 22 / 37 43 66, Fax: 0 52 22 / 37 44 72

Prof. Dr. med. Ingrid Gerhard, Oberärztin
Abteilung Gyn. Endokrinologie und Fertilitätsstörungen
Univ. Frauenklinik Heidelberg, Voßstr. 9, D-69115 Heidelberg
Tel.: 0 62 21 / 56 83 21, Fax: 0 62 21 / 56 54 33

Prim. Univ. Prof. Dr. Jörg Keckstein, Chefarzt
Gynäkologische und geburtshilfliche Abteilung
Landeskrankenhaus Villach, Nikolaigasse 43, A-9500 Villach
Tel.: ++ 42 42 / 2 08 23 92, Fax: ++ 42 42 / 2 08 23 07

Dr. med. Christiane Niehues, Gynäkologin
Projektleitung Klinik für Frauen
Fachbereich Gynäkologische Rehabilitation
Kliniken Am Burggraben
Alte Vlothoer Str. 47-49, D-32105 Bad Salzuflen
Tel.: 0 52 22 / 37 43 66, Fax: 0 52 22 / 37 44 72

Prof. Dr. med. Karl-Werner Schweppe
Chefarzt der Frauenklinik Ammerland
Akademisches Lehrkrankenhaus der Universität Göttingen
Lange Straße 38, D-26655 Westerstede
Tel.: 0 44 88 / 5 03 23, Fax: 0 44 88 / 5 03 99

Barbara Vogt
Endometriose Vereinigung Deutschland e.V.
Bernhard-Göring-Str. 152, D-04277 Leipzig
Tel./Fax: 03 41 / 3 06 53 05, www.endometriose-vereinigung.de

Prof. Dr. med. Wolfgang Würfel
Ärztlicher Direktor der Frauenklinik
Dr. Wilhelm Krüsmann
Schmiedwegerl 2-6, D-81241 München
Tel.: 0 89 / 8 20 99-100, Fax: 0 89 / 8 20 99-1 41

Quellenverzeichnis

1   Sampson JA (1921) Perforating hemorrhagic (chocolate) cysts of the ovary, their importance and especially their relation to pelvic adenomas of the endometrial typ. Arch Surg 3:245-323

2   Cron RS and Gey G (1927) The viability of the cast-off menstrual endometrium. Am J Obstet Gynecol 43:645-647

3   Ridley JH, Edwardes IK 1958) Experimental endometriosis in the human. AM J Obstet Gynecol 76:783-790

4   DiZerega GS, Barber DL and Hodgen GD (1980) Endometriosis: role of ovarian steroids in initiation, maintenance, and suppression. Fertil Steril 33:649-653

5   Halme J, Hammond MG, Hulka JF (1984) Retrograde menstruation in healthy women and in patients with endometriosis. Obstet Gynecol 64:151

6   Jenkins S, Olive DL, Haney AF (1986) The location of endometriosis lesions in an infertile patient population. Obstet Gynecol 67:335

7   Javert CT (1949) Pathogenesis of endometriosis based on endometrial homeoplasia, direct extension, exfoliation and implantation, lymphatic and hematogenous metastasis. Cancer 2:399-410

8   Novak E (1931) Pelvic endometriosis. Am J Ostet Gynecol 22:826-837

9   Dmowski WP, Rolland R, Schweppe K-W (1989) Endometriosis. Emphasis on new treatment modalities. Pfützner, München

10 Dmowski WP, Steele RR, Baker GF (1984) Deficient cellular immunity in endometriosis. Am J Obstet Gynecol 141:377-383

11 Donnez J, Nisolle M, Smoes P, Gillet N, Beguin S, Casanas-Roux T. (1996) Peritoneal endometriosis and „endometriotic" nodules of the rectovaginal septum are two different entities. Fertil. Steril. 66: 362-368

12 Roddick JW, Conkey G, Jacobs EJ (1960) The hormonal response of endometriotic implants and its relationship to symptomatology. Am J Obstet Gynecol 79:1173-1177

13 Prakash S, Ulfelder H, Cohen RB (1965) Enzyme-histochemical observations on endometriosis. Am J Obstet Gynecol 91:990-997

14 Schweppe K-W, Wynn RM (1981) Ultrastructural changes in endometriotic implants during the menstrual cycle. Obstet Gynecol 58:465-473

15 Schweppe K-W, Wynn RM (1984) Endocrine dependency of endometriosis; an ultrastructural study. Eur J Obstet Gynecol Reprod Biol 17:193

16 Schweppe K-W (1984) Morphologie und Klinik der Endometriose. Schattauer, Stuttgart - New-York

17 Vierikko P, Kauppilla A, Rönnberg L (1985) Steroidal regulation of endometriosis tissue: lack of induction of 17-ß-hydroxysteroiddehydrogenase activity by progesterone, medroxyprogesterone acetate, or danazol. Fertil Steril 43:218

18 Jänne O, Kauppilla A, Kokko E, Lantto T, Rönnberg L, Vihko R (1981) Estrogen and progestin receptors in endometriosis lesions; comparison with endometrial tissue. Am J Obstet Gynecol 141:562-566

19 Richter O, Mallmann P, van der Ven H, Krebs D (1998) Die TNF-alpha-Sekretion von Peritonealmakrophagen bei Endometriose. Zentralbl. Gynäkol. 120: 332-336

20 The AFS (1993). Management of endometriosis in the presence of pelvic pain. Fertil. Steril. 60, 952

21 Schweppe, K.-W. (1984) Morphologie und Klinik der Endometriose. Schattauer - Stuttgart, New York; 25-76

22 Wolf, A. S. , Keckstein, G. (1992) Lasertherapie der Endometriose. Teil 1: Lasersysteme. Endometriose 10: 30-41

23 Wolf, A.S., Müller, M., Hütter, W. (1993) Lasertherapie der Endometriose. Teil 2: klinische Anwendung. Endometriose 11: 7-15

24 Zahradnik, H. P. , Schäfer, W., Wtzka, B., Becker, G., Kordian, H. J. (1992) Die Bedeutung der Eicosanoide (Prostanoide und Leukotriene) bei der Endometriose. Endometriose 10: 107-112

25 Schweppe, K.-W. (1988) Konzepte der Endometriosebehandlung unter besonderer Berücksichtigung der Balneotherapie. in: Flaig, W., Goecke, C., Kauffels, W. (Hrsg.): Moortherapie - Grundlagen und Anwendungen. Ueberreuter - Wien, Berlin; S. 240-250

26 Hruza, K. (1988) Balneologische Anwendungen bei Endometriose. in: Flaig, W., Goecke, C., Kauffels, W. (Hrsg.): Moortherapie - Grundlagen und Anwendungen. Ueberreuter - Wien, Berlin; S. 251-259

27 Loch, E., Gerhard, I., Herms, V., Huneke, H., Katzler, S.v., Keller, Chr., Penning, W., Wiesenauer, M., Wülker, A. (1994) Blutungsstörungen und Zyklusanomalien. in: Dittmar, F.W., Loch, E.-G., Wiesenhauer, M. (Hrsg.): Naturheilverfahren in der Frauenheilkunde und Geburtshilfe. Hippokrates - Stuttgart; S. 70-74

28 Mettler, L., Semm, K (1980) Drei-Stufen-Therapie der Endometriose. gynäkol. prax. 4: 487-499

29 Schweppe, K.-W., Assmann, G. (1984) Changes in Plasma Lipids and Lipoprotein Levels during Danazol Treatment for Endometriosis. Horm. metabol. Res. 16: 593-597

30 Adamson, G.D., Hurd, S.J., Pasta, D. J., Rodriguez, B.D. (1993) Laparoscopic endometriosis treatment: is it better? Fertil. Steril. 59: 35-44

31 Maheux R., Marcoux, S., Bérué and the Canadian Collaborative Group on Endometriosis (1998) Laparoscopic surgery is the best treatment. VI World Congress on Endometriosis, Quebec, Abstract 32

32 Schweppe, K.-W. (1996) GnRH analogues in the management of endometriosis. In: Endometriosis today. Minaguchi H., Sugimoto O. (Hrsg,) Parthenon Publishing Group pp 357-359

33 J. Künzli und M. Barthel, Kent's Repertorium Generale, 3. Auflage, Barthel & Barthel Verlag, Schäftlarn

34 S. Hahnemann, Organon original, 6. Auflage

35 F. Debats, Homöopathie - die Methode für mich, Barthel & Barthel Verlag

Sachregister